# Anleitung

zur

# klinischen Untersuchung

und

# Diagnose.

# Anleitung
zur
# klinischen Untersuchung
und
# Diagnose.

Ein Leitfaden für angehende Kliniker.

Von

Dr. med. **Richard Hagen,**
Privatdocent an der Universität in Leipzig.

**Zweite umgearbeitete, verbesserte und vermehrte Auflage.**

**Leipzig.**
Verlag von Veit & Comp.
1874.

## Vorwort zur ersten Auflage.

Der Inhalt dieses seit Jahren vorbereiteten Leitfadens ist für den Studirenden der Medicin bestimmt, um von diesem durchgearbeitet zu werden, ehe er den Besuch der inneren Klinik beginnt, damit er einen Begriff erhält von seinem Verhalten am Krankenbette, von den technischen Manipulationen, welche von ihm daselbst verlangt werden, und von den hauptsächlichsten Erscheinungen, auf welche es bei der Constatirung einer Krankheit ankommt.

Um den Umfang dieses Leitfadens möglichst zu beschränken, wurden einzelne minder wichtige oder selten vorkommende Krankheiten ganz weggelassen, andere nur sehr schwer oder gar nicht sicher zu diagnosticirende nur erwähnt und bei den wirklich besprochenen Krankheiten nur die zur Beurtheilung derselben wichtigsten Symptome angegeben, auf Aetiologie, Histologie, Prognose, Therapie aber keine Rücksicht genommen. Hieraus erhellt zur Genüge, dass dieser Leitfaden das ernstere Studium der grossen Hand- und Lehrbücher der speciellen Pathologie und Therapie von Virchow, Lebert, Niemeyer, Wunderlich, Kunze etc. keineswegs ausschliesst, sondern zu demselben vielmehr überall anregt und Veranlassung giebt.

Der angehende Kliniker wird, nachdem er den Inhalt dieses Leitfadens zu seinem geistigen Eigenthum gemacht hat, künftighin den Besuch der inneren Klinik nicht nur sich selbst rasch nutzbringend machen, sondern auch dem klinischen Lehrer seine unterweisende Thätigkeit wesentlich erleichtern.

Und so möge denn dieser Leitfaden in den Kreisen, für welche er ausdrücklich bestimmt ist, den erwünschten Beifall und bei der Kritik eine gerechte, aber milde Beurtheilung finden.

Leipzig, im Mai 1872.

Der Verfasser.

## Vorwort zur zweiten Auflage.

Die höchst günstige Aufnahme, welche meine Arbeit in allen betheiligten Kreisen gefunden hat, machte bereits nach Jahresfrist die zweite Auflage nöthig.

Hierbei habe ich sowohl die mir seitens der Kritik angegebenen Fehler verbessert, als auch die mir mehrseitig gegebenen Rathschläge möglichst befolgt, wenigstens so weit sich dies mit dem Zweck des Buches vertrug.

Die Anordnung des Inhalts ist eine andere und, wie ich zu hoffen berechtigt bin, eine bessere geworden; auch sind ausser einem alphabetarisch geordneten Register (mit etymologischen Erklärungen) noch mehrere Zusätze (wie: Entozoën, chronischer Milztumor, Tetanus, Bleivergiftung, Delirium tremens, Diphtheritis, Diabetes inositus und insipidus) beigefügt worden.

Die zweite Auflage ist daher mit vollem Rechte als eine umgearbeitete, verbesserte und vermehrte zu bezeichnen.

Möge derselben eine gleiche Aufnahme wie der ersten Auflage zu Theil werden, auch nachdem sich der Unterzeichnete als Verfasser bekannt hat.

Leipzig, im December 1873.

Dr. Hagen.

# Inhaltsverzeichniss.

## Anweisung zur Anstellung einer allgemeinen klinischen Untersuchung.

## Specielle klinische Untersuchung.

1) Kranke mit Symptomen, welche auf eine Erkrankung der Lunge oder Pleura deuten.



2) Kranke mit Symptomen, welche auf eine Erkrankung des Herzens oder der grossen Gefässe deuten.

4) Die Hautkrankheiten.

Seite

5) Kranke mit Symptomen, welche auf eine Erkrankung des Gehirns oder seiner Häute deuten.



6) Kranke mit Symptomen, welche auf eine Erkrankung des Rückenmarks und seiner Häute deuten.

# Einleitung.

Einleitung.

§. 1. Wer am Krankenbette eine Untersuchung mit Erfolg anstellen will, muss zuvor die normale Anatomie und Physiologie, sowie die pathologische Anatomie des menschlichen Körpers tüchtig studirt haben.

Definition von Krankheit.

§. 2. Unter Krankheit versteht man jede abnorme Veränderung in den Functionen und der anatomischen Constitution des Körpers.

Symptome.

§. 3. Jede Krankheit ruft eine Reihe von Erscheinungen hervor; diese nennt man Symptome, welche wiederum entweder subjective oder objective sind.

Subjective Symptome.

§. 4. Unter subjectiven Symptomen versteht man die Wahrnehmungen, welche der Kranke selbst über seinen Zustand macht, wie z. B. die Gefühle von Mattigkeit, Druck, Spannung, Schmerzen etc. Der Werth der subjectiven Symptome für den Arzt ist im Ganzen ein geringer; nicht selten fehlen sie sogar, wie bei Kindern etc.

Objective Symptome.

§. 5. Objective Symptome sind diejenigen, welche der Arzt vermittelst seiner Sinne (Auge, Ohr, Tastsinn) wahrnimmt, mag er sich dazu Instrumente (Augen-, Ohren-, Nasen-, Larynx-, Mutterspiegel; Thermometer; Mikroskop; chemische Untersuchungsmittel) bedienen oder nicht. Sie ergeben sich aus den Functionsstörungen und den Veränderungen der physikalischen Eigenschaften der einzelnen Organe. Die Ergebnisse der Temperaturmessung, der mikroskopischen und chemischen Untersuchung sind jedenfalls objective Symptome. Die objectiven Symptome sind für den Arzt die wichtigsten.

Pathognomonische Symptome.

§. 6. Pathognomonische Symptome sind solche, welche mit Sicherheit auf einen bestimmten Krankheitszustand hinweisen, wie z. B. die rostfarbenen Sputa auf eine Pneumonie.

Negativ-pathognomonische Symptome.

§. 7. Negativ-pathognomonische Symptome sind diejenigen Symptome, welche bei gewissen Krankheiten niemals oder nur höchst ausnahmsweise beobachtet werden, wie z. B. der Herpes labialis bei Typhus abdominalis etc.

Diagnose.

§. 8. Die Diagnostik, d. i. die Kunst, aus den vorhandenen Symptomen auf die Natur der Störung zu schliessen, hat die Aufgabe, die Symptome zusammenzufassen, sie zu ordnen, auf ihren Ursprung zurückzuführen und hierauf die Krankheit festzustellen. Bezeichnet man mit der Diagnose die Natur der durch eine Krankheit bedingten anatomischen Veränderung eines Organs, so ist dies eine anatomische Diagnose; eine symptomatische Diagnose dagegen nennt man diejenige, welche nur ein hervorstechendes Symptom bezeichnet. Letztere findet nur in den Fällen eine Berechtigung, in welchen die anatomischen Störungen der Krankheitszustände unbekannt sind, wie z. B. Meliturie.

Krankenexamen.

§. 9. Das Krankenexamen, welches der Diagnose vorhergeht und erst zu dieser führt, zerfällt 1) in die Anamnese (die Lebens- und Gesundheitsverhältnisse des Kranken und seiner Familie umfassend) und 2) in die objective Untersuchung des Kranken. Die in dieser Weise angestellte Krankenuntersuchung nennt man die genetische Methode. Eine zweite Methode ist die analytische, welche darin besteht, zunächst den Status praesens durch die objective Untersuchung festzustellen, wobei nach vorheriger allgemeiner Inspection die anatomische Ordnung, bald die topographische nach den verschiedenen Körperregionen, bald die anatomisch-physiologische nach den Systemen und Organen, befolgt wird, um hieran erst die Anamnese anzureihen.

Objective Untersuchung.

§. 10. Die objective Untersuchung nach den verschiedenen Systemen zur Feststellung des Status praesens zerfällt in die Untersuchung

1) des Allgemeinzustandes des Kranken in psychischer und physischer Hinsicht;
2) des Zustandes des Nervensystems;
3) des Zustandes des Circulationssystems;

4) des Zustandes der Respirationsorgane;
5) des Zustandes der Haut;
6) des Zustandes des chylo- und uropoëtischen Systems;
7) des Zustandes des Sexualsystems.

In welcher Ordnung die Untersuchung der verschiedenen Organe vorzunehmen ist, wird durch den speciellen Fall bestimmt; man darf sich jedoch nie auf die Untersuchung des erkrankten Organs allein beschränken, sondern muss alle Theile des Körpers untersuchen.

Ausschliessungsdiagnose.

**§. 11.** Lassen die durch die Untersuchung des Kranken erhaltenen Resultate einen directen Schluss auf die Natur der Erkrankung und auf das oder die erkrankten Organe nicht zu, so sucht man durch Ausschliessung zur Diagnose zu gelangen, d. h. man schliesst diejenigen Störungen, auf welche die vorhandenen Symptome nicht passen, oder die von charakteristischen, im vorliegenden Falle aber fehlenden Symptomen begleiteten Störungen aus und gelangt so schliesslich auf eine Störung, welche als die wahrscheinlichste gelten muss. Die Erfahrung unterstützt hierbei, indem manche Krankheitsprocesse sich einerseits ausschliessen, andererseits sich combiniren. So werden z. B. Herzkranke selten von Tuberculose befallen; Herpes labialis begleitet nur höchst ausnahmsweise Typhus abdominalis, häufig aber Pneumonie, auch acuten Intestinalkatarrh.

Prognose.

**§. 12.** An die Diagnose reiht sich die Vorhersage (Prognose) an und an diese die Therapie (Indicationsstellung und rationelles Heilverfahren).

Die Prognose hat es mit dem muthmasslichen Verlauf und Ausgang einer Krankheit zu thun und ist entweder eine günstige oder eine ungünstige oder endlich eine zweifelhafte.

Sie richtet sich im Allgemeinen nach der Constitution und dem Alter des Kranken, nach der Wichtigkeit des erkrankten Organs, nach der Natur der Störung, nach den vorhandenen Complicationen, nach der Möglichkeit eines wirksamen therapeutischen Eingriffs und bei Epidemien nach dem Charakter, mit welchem eine solche auftritt. Hier sei besonders darauf aufmerksam gemacht, dass man mit der Stellung der Prognose äusserst vorsichtig sein muss.

Dauer, Verlauf und Ausgänge. §. 13. Bei jeder Krankheit unterscheidet man die Dauer, den Verlauf und die Ausgänge.

Je nach der Dauer theilt man die Krankheiten ein in acute und in chronische. Gewöhnlich betrachtet man die fieberlosen als chronische; andererseits sind aber nicht alle chronischen ohne Fieber; manche chronische sind nur eine Reihe von einzelnen acuten.

Die Dauer einer Krankheit wird ferner durch die Natur der Ursache und deren Einwirkung bestimmt.

Jede Krankheit hat einen bestimmten Verlauf, und wird dieser durch die Natur der Störung sowie durch die Art der Ausgleichung derselben bedingt. Am häufigsten beobachtet man ein Auf- und Abwärtsgehen des Krankheitsprocesses, welche zuweilen an gewisse Zeitabschnitte gebunden sind, wie namentlich bei den acuten Exanthemen.

Der Beginn der Krankheit ist entweder ein plötzlicher (wie bei Apoplexieen, Verwundungen, Vergiftungen, Krämpfen, Pneumonieen etc.) oder ein allmäliger. In letzterer Weise beginnen am gewöhnlichsten die Krankheiten, und bezeichnet man diesen ersten Zeitraum bis zum Eintreten der charakteristischen Symptome als Prodromalstadium. Man unterscheidet ferner noch ein Stadium der Zunahme (stadium incrementi), ein Stadium der Höhe (stadium acmes), ein Stadium der Abnahme (stadium decrementi) und ein Stadium der Reconvalescenz (stadium reconvalescentiae). Zwischen dem Stadium der Höhe und der Abnahme findet sich bei manchen Krankheiten nicht selten noch ein Stadium der Unentschiedenheit (amphiboles Stadium).

Unter Krisis versteht man eine rasch (in 4—36 Stunden) eintretende Besserung (Sinken der Temperatur um 2—5$^{0}$ C. und der Pulsfrequenz um 20—60 Schläge in der Minute), unter Lysis dagegen eine länger als zwei Tage bedürfende, aber stetig vorschreitende Besserung.

Bisweilen fängt nach Ablauf oder während des Abnahmestadiums die Krankheit von neuem an (Recidiv).

Die Ausgänge, welche eine Krankheit nehmen kann,

sind dreierlei Art: 1) in Genesung (vollständige oder unvollständige), 2) in eine andere Krankheit oder 3) in den Tod.

Die Genesung erfolgt entweder rasch oder allmälig; letzteres ist am häufigsten der Fall; dann geht der Genesung gewöhnlich die Zeit der Reconvalescenz vorher, als deren erstes Symptom ein vermehrtes Nahrungsbedürfniss auftritt.

Bei dem Uebergang einer Krankheit in eine andere verändert sich die ursprüngliche Krankheit der Form und dem Sitze nach.

Der Ausgang einer Krankheit in den Tod kann erfolgen durch Entziehung der nothwendigen Lebensreize (Nahrung, Luft und bestimmte Temperaturverhältnisse), durch Veränderungen der zur Aufnahme der Lebensreize bestimmten Organe (Herz, Lungen, Gehirn), und unterscheidet man den Tod durch Herzlähmung (per syncopen), durch Erstickung (per suffocationem oder per asphyxiam) und durch Hirnlähmung (per apoplexiam). — Die entfernteren Todesursachen liegen entweder im Blute (Verblutung, grosse Säfteverluste, Veränderung in der Blutmischung durch Verdauungsstörung, durch Aufnahme schädlicher Stoffe von aussen oder durch Zurückhalten von Excretionsstoffen), oder in den Organen (Rupturen innerer Organe, Lähmungen, entzündliche Processe, massenhafte, durch Compression wirkende Exsudate, wie Hydrothorax, Lungenödem etc.).

Der Tod erfolgt entweder plötzlich oder es gehen dem allmäligen Uebergang vom Leben zum Tode die Erscheinungen der fortschreitenden Lähmung der Organe voraus, welche man mit dem Namen Agonie bezeichnet hat.

**Wiederholung der Untersuchung**

**§. 14.** Alltäglich, ja selbst mehrmals am Tage müssen die im Verlaufe einer Krankheit auftretenden Veränderungen und die durch die Therapie herbeigeführten Resultate festgestellt und notirt werden.

**Section.**

**§. 15.** Nach erfolgtem letalen Ausgange einer Krankheit soll die Section des Verstorbenen den Act ärztlicher Thätigkeit abschliessen; sie muss die Diagnose bestätigen oder rectificiren und die Todesursache aufklären.

# Allgemeiner Theil.

Theile der Krankenuntersuchung.

§. 16. Jede Krankenuntersuchung zerfällt also:
1) in die Anamnese (siehe §§. 98, 99 und 100) und
2) in die Feststellung des Status praesens.

Mittel zur Feststellung des Status praesens.

§. 17. Zu der Feststellung des Status praesens benutzt man:

1) die Inspection
   a. des Körpers des Kranken und
   b. der Se- und Excrete desselben (Expectoration, Hämorrhagien, Urin; siehe §. 84—93);
2) die Palpation;
3) die Mensuration;
4) die Percussion;
5) die Auscultation;
6) die Thermometrie;
7) die mikroskopische und
8) die chemische Untersuchung der Se- und Excrete des Kranken (siehe §. 84—96).

---

Inspection.

## Inspection.

### A. Die Inspection des Körpers des Kranken.

Allgemeinzustand des Kranken.

§. 18. Der Kliniker muss seinen Blick zunächst auf den physischen und psychischen Zustand des Patienten richten; er muss beobachten, ob jener lebhaft und verständig, stumpf, stupid oder lethargisch ist, ob er munter, umgänglich, oder verdriesslich, mürrisch, melancholisch, verzweifelnd, ob er gelehrig, folgsam oder heftig und unbändig ist; ob er temporär durch Trinken oder andere Ursachen aufgeregt ist; ob er zerstreut ist, ob er delirirt, ob er ruhig, gesammelt und im freien Besitz aller seiner Sinne ist; ob Flockenlesen (Herumgreifen des Kranken auf dem Bett, als wollte er Flocken wegnehmen) vorhanden ist; ob er unsauber und schlecht genährt oder sauber und gut genährt ist. Alle diese und noch manche andere Eigenthümlichkeiten werden beim ersten Blicke in die Augen fallen und dürfen für die weitere Beurtheilung des Falles nicht ausser Acht gelassen werden.

Lage des Kranken.

§. 19. Bei der Betrachtung der Lage des Kranken im Bett berücksichtige man zunächst, ob er auf dem Rücken oder auf der Seite und auf welcher Seite er liegt, oder ob die Lage die Mitte zwischen der Rücken- und Seitenlage hält; ob der Kranke auf dem Leibe, Gesicht oder sonstwie liegt. Es kommt manchmal vor, dass Menschen eine eigenthümliche Lage im Bette einzunehmen gewohnt sind; auch hierüber unterrichte man sich. Die Stellung des Kopfes, der Schultern, des Rumpfes und der Extremitäten erfordert eine besondere Berücksichtigung; man achte z. B. darauf, ob der Kopf nach vorn herabhängt oder nach hinten übergebogen ist; ob der Kranke abgeschlagen und unbeweglich, platt auf dem Rücken oder auf dem Gesicht liegt; ob die Extremitäten ausgestreckt oder angezogen sind, ob sie schlaff daliegen oder starr contrahirt sind, oder irgend eine eigenthümliche Stellung einnehmen. Man wird aus der Lage des Kranken schliessen können, ob eine nervöse Erschöpfung, eine allgemeine Schwäche und Prostration, ob Krämpfe, Contracturen u. s. w. vorhanden sind. Die Lage des Kranken ist bei manchen fieberhaften Krankheiten, z. B. bei Typhus, Peritonitis, Pleuritis, Pneumonie, Pericarditis, eine charakteristische.

Gesicht.

§. 20. Man beobachte, ob das Gesicht allgemein geröthet oder blass oder nur stellenweise auf den Wangen (wie bei Phthisis und Pneumonie), ob es und an welchen Stellen fleckig geröthet, mit Ausschlag bedeckt ist; ob die Gesichtsfarbe eine gebräunte, cyanotische, livide oder floride ist; ob das Gesicht voll und fleischig, gedunsen, geschwollen, oder ob es mager, eingesunken, verfallen, ob es trocken oder feucht, heiss oder kalt ist; ob die Augen geröthet, mit Blut unterlaufen, gross, vorstehend, glänzend, feurig, oder eingesunken, matt, gläsern sind; ob die Pupillen erweitert oder verengt sind; ob Schielen vorhanden ist; ob die Conjunctiva gelblich gefärbt ist; ob der Blick ein gerader, intelligenter, fester, oder ob er wild, unstät, erregt, oder matt, gleichgültig, gedankenlos ist; ob die Nasenlippenfalten ausgeprägt sind oder nicht; ob die Bewegung der Gesichtsmuskeln (beim Blasen, Pfeifen) normal ist; ob der Mund offen steht oder geschlossen, ob ein Mundwinkel herabgesunken oder verzogen ist. Wenn die Lippen, die Zähne, das Zahnfleisch und die Zunge sichtbar sind, erforsche man, ob sie von normaler Beschaffenheit oder mit irgend einem Beleg bedeckt sind. Man berücksichtige, ob die Gesichtszüge ruhig oder verstört, gedankenlos, träumerisch, stupid, wild, aufgeregt sind. Gewisse Gesichtsausdrücke sind für gewisse Krankheiten höchst charakteristisch und für die Diagnose sehr maassgebend. Man erinnere sich der Facies Hippocratica. Es ist unmöglich, ein genaues Bild derselben in Worten zu entwerfen; allein hat man dieselbe einmal gesehen, so wird man das Bild nie wieder vergessen, welches für die Prognose von so grosser Bedeutung ist; sie deutet oft die nahe Auflösung des Kranken an, während dessen Umgebung noch nicht einmal an Gefahr glaubt.

Respiration. §. 21. Man berücksichtige, ob die Athmung geräuschlos und natürlich (ungefähr 12—20 Athemzüge in der Minute bei Erwachsenen, im Mittel 44 bei Säuglingen, 26 bei Kindern), ob sie kräftig, tief, gleichmässig, ruhig, oder beschleunigt, laut, kurz, unterbrochen, unregelmässig, erschwert, unvollständig ist; ferner ob der Kranke durch die Nase oder durch den Mund Athem holt; ob die Nasenflügel sichtlich erweitert werden (Dyspnöe); ob Husten, Schnieben, Röcheln, Gurgeln vorhanden oder irgend ein anderes ungewöhnliches Geräusch hörbar ist; ferner ob der Athem fötid ist und ob bei erschwertem Athmen Schaum vor den Mund tritt. Endlich achte man darauf, ob, wenn Husten vorhanden ist, Expectoration erfolgt oder nicht, und von welcher Beschaffenheit die Sputa sind (mehr oder weniger lufthaltig, flüssig, formlos, zähe, gallertartig, geballt; farblos, weisslich, grau, gelblich, grünlich, rostfarben, roth, braun, schwarz; faulig; Eiter-, Blutkörperchen, Parasiten, Pilze enthaltend).

§. 22. Die Haut zieht man hinsichtlich ihrer Farbe, Elasticität, Temperatur und Secretion in Betracht. Man erforsche, ob die Haut geröthet oder blass, warm und trocken, ob stechend heiss (calor mordax), oder kalt, feucht und mit kaltem, klebrigem Schweiss bedeckt ist; ferner ob sie weich, geschmeidig, glatt, hart, kleieartig sich abschilfernd, pergamentartig, gerunzelt, schuppig sich losstossend, schrundig, ob Gänsehaut (cutis anserina) vorhanden ist oder nicht. So erscheint z. B. bei mit zarter und durchscheinender Haut versehenen Individuen, sowie bei Plethorischen die Farbe der Haut roth, bei Chlorotischen und Anämischen wachsartig blass, bei Hydrämischen schmutzigweiss, bei Karcinomatösen erdfahl, bei Ikterischen und Pyämischen gelb, bei Herzleidenden und Emphysematikern cyanotisch, nach langem Gebrauche von Höllenstein grau. Auf ein Darniederliegen der Ernährung und Schwund des Fettpolsters deuten Schlaffheit, Welkheit und Runzeln. Hautfalten bleiben bei der Cholera stehen. Trocken ist die Haut beim Diabetes mellitus. Eine niedrige Hauttemperatur, welche stets mittels des Thermometers zu messen ist, beobachtet man bei Cyanose, Anämie und Hydrämie, während fieberhafte Krankheiten mit hoher Hauttemperatur einhergehen. Hinsichtlich der Secretion der Haut ist noch zu berücksichtigen, ob solche ganz fehlt oder reichlich vorhanden ist, ob sie allgemein oder örtlich beschränkt und von welcher chemischen Beschaffenheit sie ist, ob die Schweisse am Tage oder in der Nacht hauptsächlich auftreten. — Man untersuche ferner die Haut, ob ein Exanthem (fleckiges, confluirendes, erhabene Knötchen, Bläschen, Pusteln, Papeln oder Quaddeln, und wie vertheilt) vorhanden ist; ob die Flecken wegdrückbar sind; ob Sudamina, Purpura, Petechien, Vibices, ob Excoriationen, Schrunden, Geschwüre, Brand, Venenerweiterungen vorhanden sind. Haut.

Eine möglichst genaue Inspection der Hautoberfläche

ist unerlässlich und darf auch in der Privatpraxis nicht unterlassen werden.

B. Die Inspection der Se- und Excrete des Kranken, siehe bei Expectoration, Hämorrhagieen, Untersuchung des Urins (§. 84—93).

## Palpation.

Palpation.

**§. 23.** Die Palpation, die Inspection unterstützend, dient zur Ergründung der Veränderungen in der Form, Grösse, Beweglichkeit, Consistenz, sowie des Empfindlichkeitsgrades eines Körpertheils, der Temperatur des Körpers und der Qualität des Pulses.

Die Palpation wird entweder durch Auflegen beider Handflächen oder durch Befühlen (Betasten) mittels einer oder mehrerer Fingerspitzen (selbst durch Einführen eines Fingers in eine Höhle) ausgeübt.

Temperatur.

**§. 24.** Zur Erforschung der Körpertemperatur ($36{,}_{25}{}^0$ bis $37{,}_5{}^0$ C. im Normalzustande) lege man die Innenseite der Hand sanft auf die Stirn, die Wangen, die Handteller, sowie auf einen gegen äussere Abkühlung geschützten Ort (Seitenwand der Brust, Bauch). Die Schätzung der Hauttemperatur vermittelst der Hand erfordert indessen eine sehr grosse Uebung und bleibt immer eine ungewisse, approximative. Sichere Resultate erzielt man nur durch die Application des in Zehntel- oder Fünftelgrade getheilten Thermometers, welches man zu dem Zwecke entweder unter die Zunge, in die Achselhöhle, in den After oder die Scheide bringt und daselbst einige Zeit (mindestens 12—15 Minuten lang) liegen lässt. Um diesen Zeitraum abzukürzen, ist es zweckmässig, ein zuvor über $41^0$ C. erhitztes Thermometer zu benutzen und ungefähr 5 Minuten lang liegen zu lassen, Jedenfalls muss das Thermometer so lange liegen bleiben, bis es (zuvor nicht erhitzt) nicht mehr steigt oder (zuvor erhitzt) nicht mehr sinkt.

Die Körpertemperatur ist ein sicherer Maassstab

für den Grad des vorhandenen Fiebers, und darf die Messung derselben vermittelst des Thermometers nicht unterlassen werden; nothwendig wird es, um die innerhalb 24 Stunden eintretenden Schwankungen der Körpertemperatur bei Krankheiten beurtheilen zu können, welche wiederum für die Diagnose und Prognose von höchster Bedeutung sind, die Messungen täglich mindestens am Morgen und am Abend vorzunehmen und die Ergebnisse derselben in Verbindung mit der Zahl der Pulsschläge und der Athemzüge per minutam auf einer Tabelle zu verzeichnen. (Cf. § 65.)

Erwähnt sei hier noch, dass, wenn die Körpertemperatur über 42 ° C. gestiegen oder unter 35 ° C. gefallen ist, Patient als in erheblicher Lebensgefahr befindlich anzusehen ist.

Die bisher erlangten Resultate der Temperaturmessungen haben ergeben, dass die höchsten Temperaturen die mit Schüttelfrösten auftretenden Krankheiten, wie Intermittens, Encarditiden, Puerperalfieber, Phlebitis, Pyämie und Cerebrospinalmeningitiden, zeigen. Hieran reihen sich: Typhus, acute Exantheme, dann einzelne Fälle von Pneumonie und Pleuritis.

Temperatursenkungen kommen im Allgemeinen selten vor und sind dann meist unbedeutend, so z. B. bei Herzkranken mit stark ausgesprochener Cyanose und bei Diabetes mellitus. Die niedrigste, bisher in Krankheiten beobachtete Temperatur zeigt die Cholera im Stadium algidum ($32,_5$ ° C.).

Im Beginne einer Krankheit kann die Temperatur rasch oder allmälig steigen je nach dem Gang der Entwickelung des Krankheitsprocesses; sie kann entweder längere Zeit oder für die ganze Dauer des Krankheitsprocesses auf der erreichten Höhe unverändert stehen bleiben, oder während der Krankheit abwechselnd steigen und fallen. Ein länger anhaltendes Stehenbleiben der Temperatur auf einer bestimmten Höhe (41 ° C.) bildet ein ungünstiges Zeichen für die Prognose, während der Eintritt von Remissionen in der Temperatur, namentlich am Morgen, ein günstiges prognostisches Moment abgiebt.

Gegen das letale Ende von mit bedeutender Temperaturerhöhung einhergehenden Krankheiten hin beobachtet man im Allgemeinen eine Erhöhung der Temperatur und tritt eine solche namentlich im Tode ein, wenn dieser in dem ersten Stadium der Krankheit erfolgt. Diese Temperatursteigerung kann sogar nach dem Tode noch weitergehen. — Auf der andern Seite erfolgt zuweilen der Tod unter immer mehr sinkender oder plötzlich fallender Temperatur, so z. B., wenn der Tod in Folge von Blutungen eintritt, ferner bei Tuberculösen und bei mit bedeutender Cyanose einhergehenden Herzkrankheiten, in welchen Fällen die Temperatur im Tode selbst bis unter die Norm sinken kann.

Puls.

§. 25. Man fühlt den Puls, indem man die Spitzen des gekrümmten Zeige-, Mittel- und Ringfingers der rechten oder linken Hand dicht neben einander einige Minuten lang auf die Radialarterie unmittelbar oberhalb des Handgelenkes auflegt, und beurtheilt so, ob der Puls frequent (mehr Schläge in der Minute als in der Norm), selten (weniger Schläge als im Normalzustande), schnell (wenn der Arterienstoss nur ganz kurze Zeit unter den Fingern gefühlt wird, schnell wieder verschwindend), langsam (anhaltender Schlag), stark oder schwach (je nach der Deutlichkeit oder Energie des Stosses), regelmässig oder unregelmässig, intermittirend (wenn eine oder mehrere Pulsationen ausfallen) oder intercurrirend (wenn in einer gewöhnlichen Reihe von Pulsschlägen einer oder mehrere eingeschoben sind), gross, klein, fadenförmig, ob er doppelschlägig ist oder ganz fehlt. Man muss sich jedoch hierbei soviel wie möglich hüten, die Arterie zu stark zu comprimiren. Wenn die Radialarterien wegen tiefer Lage in Folge von Fettauflagerung oder von Fracturen oder Luxationen dem tastenden Finger nicht immer genügend zugänglich sind, dann wählt man zur Untersuchung eine andere oberflächlich gelegene Arterie, z. B. die Arteria temporalis, die Carotis.

Es ist übrigens räthlich, sowohl beide Radialpulse unter sich, als auch mit dem Herzstosse zu vergleichen, um zu eruiren, ob sich Differenzen im Rhythmus etc. ergeben. Zur gleichzeitigen Untersuchung des Radialpulses und des

Herzstosses legt man die oben bezeichneten Fingerspitzen der einen Hand auf die Arterie und die andere Hohlhand flach und mässig drückend in der Gegend des 5. Intercostalraums der linken Thoraxhälfte auf. Auf diese Weise beobachtet man daselbst die Frequenz, Stärke und Ausdehnung des Herzstosses, namentlich am Ende jeder Exspiration, und findet durch die Vergleichung desselben mit dem Radialpuls, ob beide einander entsprechen oder nicht. Bei in horizontaler Lage nicht fühlbarem Herzstosse lasse man den Kranken eine sitzende, etwas nach vorn übergebogene Stellung einnehmen, oder beobachte den Herzstoss im Liegen vermittelst des Stethoskopes.

Für feinere Untersuchungen des Pulses hat man zweckentsprechende Instrumente (Pulsmanometer von Hales, Sphygmograph von Vierordt) construirt. Allein die instrumentelle Untersuchung des Pulses mit den bisjetzt vorhandenen Instrumenten lässt sich leider wohl nur in Hospitälern, nicht aber bei Privatkranken anwenden, sodass man vorläufig noch auf die Untersuchung des Pulses vermittelst der tastenden Finger angewiesen bleibt.

Bei Ohnmächtigen, Asphyktischen, bei von heftigen Convulsionen Befallenen, sowie beim herrannahenden Tode wird häufig an den Radialarterien kein Puls mehr gefühlt, während derselbe in den dem Herzen näher gelegenen Arterien noch wahrnehmbar ist.

Von Einfluss auf die Pulsfrequenz sind das Lebensalter, das Geschlecht, die Körpergrösse, die Constitution, die Tageszeiten, die Nahrungsaufnahme, Bewegung, äussere Temperatur, psychische Affecte, Medicamente. Der Eintritt des Arztes in das Krankenzimmer versetzt den Kranken, namentlich aber reizbare Personen, fast immer in eine gewisse Erregung, welche nicht ohne Einfluss auf den Puls bleibt. Man darf deshalb nicht sogleich bei dem Eintreten in das Krankenzimmer die Untersuchung des Pulses vornehmen, sondern erst nach einiger Zeit, nachdem sich der Kranke wieder vollständig beruhigt hat.

Folgende Tabelle über die Frequenz des Pulses in den verschiedenen Lebensaltern muss sich der angehende Kliniker einprägen.

| Alter. | Zahl der Pulsschläge in der Minute. | |
|---|---|---|
| Beim Embryo . . . . . . . . | 130 bis 150 | (Müller) |
| Beim Neugeborenen . . . . . | 120 | „ |
| Im 1. Monat . . . . . . . | 120 | „ |
| Im 1. Jahre . . . . . . . . | 120 bis 130 | „ |
| Im 2. Jahre . . . . . . . . | 90 „ 115 | „ |
| Im 3. Jahre . . . . . . . . | 80 „ 100 | „ |
| Im 7. Jahre . . . . . . . . | 72 „ 90 | „ |
| Im 12. Jahre . . . . . . . . | 70 | „ |
| Im Pubertätsalter . . . . | 80 „ 85 | „ |
| Im Mannesalter . . . . . . | 70 „ 75 | „ |
| Im Greisenalter . . . . . | 60 „ 65 | „ |

Venenpuls. Die Venen pulsiren im Normalzustande nicht. Wenn eine Pulsation derselben beobachtet wird, so hängt diese entweder davon ab, dass sie von einer Arterie einer Vene mitgetheilt wird, oder aber letztere pulsirt selbst. Letzteres ist fast nur an den Jugularvenen der Fall und zwar bei Erkrankungen des rechten Herzens, wenn gleichzeitig Insufficienz der Venenklappen in der Vena jugularis vorhanden ist. Der Venenpuls ist jedoch meist nur sichtbar und nur in seltenen Fällen auch fühlbar.

Treten die ebengenannten, in Folge von Circulationsstörungen stärker gefüllten Venen deutlich hervor, dann sind zweierlei Bewegungen an denselben zu beobachten: die eine ist von der Respiration abhängig und besteht in einer mit den Respirationsbewegungen zusammenfallenden An- und Abschwellung der Venen; die andere hängt von den Herzcontractionen ab und charakterisirt sich als eine zitternde, undulirende Bewegung.

Eine bedeutende Dilatation der Jugularvenen deutet immer auf bedeutende Circulationsstörungen hin und kommt nur bei der Insufficienz der Tricuspidalklappe vor.

Fluctuation. §. 26. Besonders werthvoll ist die Palpation noch zur Nachweisung der Fluctuation, d. i. die durch Druck künstlich hervorgerufene Wellenbewegung einer in compressiblen Wänden eingeschlossenen Flüssigkeit. Man erzeugt eine solche Wellenbewegung, indem man mit der einen Hand einen kurzen Druck auf die Wandung der vermutheten Flüssigkeitsansammlung ausübt, während die andere Hand flach der entgegengesetzten Seite angelegt wird, um den Stoss etwa erfolgter Wellen aufzufangen (Ascites).

## Mensuration.

§. 27. Die Mensuration wird mittels verschiedener Instrumente (Tasterzirkel, Centimetermaass, Spirometer) ausgeführt und dient zur Bestimmung der Grösse, des Umfangs und des Durchmessers kranker Organe, ferner des Grössenverhältnisses paariger oder symmetrischer Körpertheile unter sich, der Zu- oder Abnahme des Volumens eines Körpertheils im Verlaufe einer Krankheit und endlich der Capacität der Lungen. Mensuration.

§. 28. Die physikalische Untersuchung im engeren Sinne. Physikalische Untersuchung im engeren Sinne.

Percussion und Auscultation begreift man unter dem Namen der physikalischen Untersuchung im engeren Sinne.

Welches von den beiden Verfahren bei der Untersuchung zuerst anzuwenden sei, ist im Allgemeinen gleichgültig; nur bei Kindern ist es zu empfehlen, die Auscultation zuerst vorzunehmen, weil bei längerer Untersuchung kleine Kinder häufig zu schreien anfangen und dadurch die Auscultation ganz resultatlos machen, während die Percussion dabei immer noch Ergebnisse, wenn auch weniger zuverlässige liefert.

## Percussion.

§. 29. Unter Percussion versteht man das Verfahren, durch Beklopfen (Percutiren) der Körperwand einen Schall zu erzeugen, aus dessen Qualität man auf die Percussion.

Beschaffenheit der unter der beklopften Gegend liegenden Organe Schlüsse zieht.

Diese Untersuchungsmethode wird angewendet bei allen Körperregionen, von denen man weiss oder annimmt, dass sie ganz oder theilweise lufthaltig sind (Thorax, Bauch, Hernien, Hautemphysem), um unter Rücksicht auf das Normale die Grenzen, den Luftgehalt, die Spannungsverhältnisse, die Wandbeschaffenheit der lufthaltigen Organe und Theile zu bestimmen, sowie Urtheile über die Lage der benachbarten soliden Organe zu gewinnen.

**Methode der Percussion.**

§. 30. Man percutirt, indem man mit der Spitze des leicht gekrümmten rechten Mittelfingers kurze, schnellende Stösse gegen die Körperwandung ausführt. Die dazu nöthige Handbewegung hat im Carpus-, nicht im Ellenbogengelenk zu geschehen. (Unmittelbare Percussion.)

Zur genaueren Fixirung der zu untersuchenden Stelle schaltet man gewöhnlich einen oder zwei Finger der andern Hand ein, indem man sie platt der betreffenden Stelle anlegt und ihre Dorsalfläche percutirt. Gegenwärtig benutzt man vorwiegend an Stelle dieser Finger das Plessimeter, eine elfenbeinerne, resp. metallene oder gläserne Platte, rund oder länglich, von c. 4 Cm. Breite mit einem ca. $^1/_2$ Cm. hohen Rand. An Stelle des klopfenden Fingers verwendet man zuweilen den Percussionshammer. (Mittelbare Percussion.)

Die lineare Percussion besteht darin, dass das Plessimeter nicht wie gewöhnlich platt, sondern mit dem Rande aufgelegt wird. Man zieht dieses Verfahren in Gebrauch an Stellen, wo man jedesmal einen ganz kleinen Bezirk percutiren will, z. B. bei Bestimmung feiner Grenzen oder da, wo die Oertlichkeit ein Auflegen des Plessimeters mit der Fläche nicht gestattet (bei sehr eingesunkenen Intercostalräumen).

**Entstehung des Percussionsschalles.**

§. 31. Der Percussionsschall entsteht dadurch, dass die durch das Percutiren erzeugten Schwingungen der Körperwand (eine genügende Stärke vorausgesetzt) auf die von derselben begrenzten Lufthohlräume übergehen, welche letztere nun ihrerseits in Schwingungen gerathen (resp. als Resonanzboden wirken). Je nach der Ausdehnung dieser Hohlräume, der Dicke und Spannung ihrer Wände werden die Schwingungen, also der in unser Ohr dringende Schall von verschiedener Qualität sein.

§. 32. Ist der betreffende Raum luftleer oder die Wandung — das heisst hier, wie stets im Folgenden: die Summe der den Luftraum bedeckenden soliden Schichten — sehr dick, so erzeugt die Percussion den uneigentlich sogenannten leeren Schall, auch Schenkelton genannt, weil die Percussion des Oberschenkels denselben negativen Schall hervorbringt. Deutung und Erklärung der verschiedenen Schallarten.

Ist der Hohlraum lufthaltig, so entsteht je nach Umständen der tympanitische, der volle, der helle, der gedämpfte Schall.

Der tympanitische Schall entsteht, wenn ein Lufthohlraum schwingt innerhalb wenig gespannter Wände, welche nicht in störende Eigenschwingungen gerathen können. Dieser Schall ist demnach das Produkt von verhältnissmässig gleichartigen Schwingungen und nähert sich den musikalischen Schallerscheinungen. Er ist vorzüglich über den lufthaltigen Baucheingeweiden zu hören. Derselbe ist tieftympanitisch über einem grossen Hohlraum (Magenton), hochtympanitisch über einem kleineren (Darmton).

Der volle Schall entsteht, wenn ein Lufthohlraum innerhalb gespannter Wände schwingt. Da diese letzteren mit störenden Eigenschwingungen eingreifen, so entbehrt der volle Schall des musikalischen Charakters ganz. Das Paradigma dieses Schalles ist der sonore Percussionston auf der vordern rechten Brustwand eines gesunden Mannes.

Der tympanitische wie der volle Schall wird kürzer und gewinnt höheren Klang, wenn bei normaler Wand die Tiefe des Luftraums geringer ist. Er wird heller bei sehr dünner Wand (heller voller Ton am Kinderthorax), dumpfer oder gedämpfter, wenn die Wandstärke erheblich ist (Schulterblattgegend bei Erwachsenen).

Als Zwischenstufen unterscheidet man: helltympanitisch und gedämpfttympanitisch. Hell und voll, sowie gedämpft voll ist nicht gebräuchlich; man sagt dafür kurz: voll oder gedämpft.

Der amphorische Schall, eine Modification des tympanitischen, entsteht durch Luftschwingungen in einem ampullenartigen Hohlraum und ist künstlich zu gewinnen durch Percutiren eines Kruges.

Metallischen Schall nennt man die metallartig hochtönenden Qualitäten des vorigen.

Das Geräusch des gesprungenen Topfes (nach P. Niemeyer Klirren), der schrillende Ton beim Percutiren eines zersprungenen Topfes, entsteht durch rasches Entweichen von comprimirter Luft durch eine enge Oeffnung.

Intensität der Percussion.

§. 33. Zu starkes Percutiren bringt Regionen zum Mitschwingen, deren Untersuchung nicht beabsichtigt ist; zu schwaches Percutiren vermag nicht, Wände von etwas grösserer Stärke derart zu erschüttern, dass der unterliegende Luftraum zur Geltung kommt.

Man percutirt deshalb absichtlich stark da, wo man eine starke Wand durchdringen will, dagegen schwach, wo man nur einen kleinen, beschränkten Raum zum Schwingen bringen will.

Eine grosse Wandstärke, d. h. eine Dämpfung, wird vorgetäuscht durch starke active Spannung der bedeckenden Muskeln oder heftige Ausdehnung der Wände (forcirtes Athmen).

Resistenz.

§. 34. Bietet die percutirte Stelle dem Finger eine abnorme Resistenz dar, so deutet dies darauf, dass entweder die Wand abnorm dick ist, oder dass ein solides Organ vorliegt.

Auch lässt sich aus dem Grade der Resistenz der percutirten Stelle der Grad von Compression einer eingeschlossenen Flüssigkeit (Fluctuation) entnehmen.

Physiologische Percussionszeichen.

§. 35. Physiologische Percussionszeichen sind:

der volle Ton über der ganzen Lunge in den später anzugebenden Grenzen;

der gedämpfte Ton über den Grenzgebieten von Herz und Leber;

der leere Ton über Herz und Leber;
der tympanitische Ton über dem Darm und Magen;
der gedämpfttympanitische Ton über dem linken Leberlappen, soweit er den Magen bedeckt.

Pathologische Percussionszeichen.

§. 36. Pathologische Percussionszeichen. Der tympanitische Schall über der Lunge entsteht durch Erschlaffung der Alveolenwände, durch das Auftreten von Luft im Pleuraraum, durch pathologische Hohlräume (Cavernen) im Lungengewebe nahe der Aussenwand.

Der amphorische, metallische, klirrende Schall erscheint über pathologischen Lufthohlräumen (Cavernen) in der Lunge nahe der Oberfläche bei besonderen Verhältnissen.

Der gedämpfte, resp. leere Schall über der Lunge entsteht durch Veränderung der Luft durch Solidification des Gewebes, durch Erguss in die Pleurahöhle, durch Verdickung der Brustwand (Pleuritis), durch Vergrösserung oder Verschiebung von Herz und Leber, durch Ausdehnung des Herzbeutels.

Der gedämpfte oder leere Schall über den Baucheingeweiden erscheint bei Verdrängung von Lufthohlräumen durch Darminhalt, durch Verschiebung oder Vergrösserung von Leber, Milz, Herz, Blase, Gebärmutter, Ovarien, durch Erguss in die Bauchhöhle, durch Auflagerungen auf die Darmwände.

Abnormer Weise erscheint ferner der tympanitische Ton bei Hernien, bei Hautemphysem.

---

## Auscultation.

Auscultation.

§. 37. Auscultation nennt man die Untersuchungsmethode, vermittelst des Gehörs die Töne und Geräusche zu beobachten, welche durch die Bewegung der Luft in den Athmungsorganen, sowie durch die Circulation des Blutes in dem Herzen und den Gefässen zu Stande kommen.

Mittel- oder unmittelbare Auscultation.

§. 38. Man auscultirt, indem man entweder das Ohr unmittelbar an die zu untersuchende Körperwand anlegt, oder ein Hörrohr, Stethoskop, dazwischen schaltet.

Stethoskope.

§. 39. Im Gebrauch sind: 1) das gewöhnliche Stethoskop nach Laennec, eine Röhre aus Holz oder Hartgummi, mit kelchartig erweiterter unterer Oeffnung und einer Ansatzfläche für das Ohr; 2) das Stethoskop nach P. Niemeyer, Akuoxylon (Hörholz) genannt, von ähnlicher Form wie das erste, aber undurchbohrt und unten in eine Halbkugel auslaufend; 3) das Stethoskop nach König, bei welchem die Schwingungen der Körperwand auf einen von zwei dünnen gespannten Kautschukmembranen abgegrenzten Lufthohlraum durch Contact übertragen werden. Die Schwingungen dieses Lufthohlraums nun werden auscultirt durch ein darüber befestigtes elastisches Kautschukrohr, dessen oberes Ende der Beobachter ins Ohr steckt.

Zweck und Gebrauch des Stethoskopes.

§. 40. Das Stethoskop hat den Zweck, einestheils die Untersuchung für beide Theile bequemer zu machen, besonders das Stethoskop Nr. 3, anderntheils die Beobachtung einer jedesmal genau bestimmbaren Stelle zu ermöglichen.

Beim Gebrauche setzt man das Stethoskop so auf, dass seine untere Oeffnung mit ihrem ganzen Umfange die Körperwand berührt, und legt das Ohr fest und derart auf die obere Fläche, dass die Mündung des Rohres direct der Gehörgangsöffnung gegenüberliegt. Zur Fixirung legt man drei Finger nahe oberhalb der unteren Oeffnung an. Es ist darauf zu achten, dass nicht Kleidungsstücke sich am Rohre reiben, wodurch störende Nebengeräusche entstehen, sowie darauf, dass man nicht durch zu festes Aufdrücken des Instrumentes dem Untersuchten Schmerzen oder Athembeklemmung verursache.

Gegenstand der Auscultation sind die Athemgeräusche, die Herz- und Gefässtöne, die Herz- und Gefässgeräusche.

Physiologische, normale Athemgeräusche.

§. 41. Physiologische, normale Athemgeräusche:

1) Das Trachealathmen, am Halse über der Trachea während der In- und Exspiration hörbar, gleicht ohngefähr dem Geräusche, welches entsteht, wenn man

mit mässiger Kraft Luft durch eine Röhre, etwa die des Stethoskopes, hindurchtreibt.

2) Das physiologische Bronchialathmen, ähnlich dem Trachealathmen, aber höher, erscheint bei der In- und Exspiration in der Gegend der Lungenwurzel, d. h. am Rücken in der Höhe der 2. bis 4. Rippe neben der Wirbelsäule, besonders rechts.

3) Das Vesiculärathmen, ein leise schlürfendes Geräusch, hört man über der ganzen Lunge eines gesunden Erwachsenen während der Inspiration. Es lässt sich künstlich dadurch nachahmen, dass man Luft durch die wenig geöffnete Mundspalte leise einzieht.

4) Das puerile Athmen, eine etwas schärfere Art des vorigen, ist besonders deutlich am Thorax kleiner Kinder beim Inspirium wahrnehmbar.

Entstehung der pathologischen Athemgeräusche.

**§. 42.** Die pathologischen Athemgeräusche treten ein durch Störungen im Mechanismus des Athmens, durch Hindernisse in den Luftwegen, durch Veränderung in der Schallleitung, sämmtlich in Folge pathologischer Vorgänge in dem Lungengewebe, den luftführenden Röhren oder den die Lunge umgebenden Wandungen, resp. Organen. Die pathologischen Athemgeräusche können bei jedem Respirationsacte zu Stande kommen; zuweilen erscheinen sie nur durch forcirte Athembewegungen.

Pathologische Athemgeräusche.

**§. 43.** Pathologische Athemgeräusche:

1) Das verschwächte Athmen, ein noch unter dem Vesiculärathmen liegendes Inspirationsgeräusch, kommt bei den verschiedensten Functionshemmungen der Lunge vor und geht zuweilen in das aufgehobene Athmen über. Es wird häufig durch andere pathologische Athemgeräusche überdeckt.

2) Das saccadirte Athmen, ein in einzelnen Absätzen erfolgendes Inspirium, erscheint bei mangelhafter Entfaltung der Lunge oder bei nur zögernd eintretender Wegsamkeit der Bronchien.

3) Das verlängerte Exspirium tritt ein bei Störungen in der elastischen Contractilität des Lungenge-

webes, wie dies geschieht, wenn einzelne Partien desselben durch verstreute Infiltrate solider und steifer werden als in der Norm.

4) Das verschärfte Athmen, ähnlich dem puerilen, jedoch schärfer, ist bei jeder Beschränkung des normalen Athemraums über den noch functionirenden Partien zu hören.

5) Das bronchiale Athmen gleicht dem physiologischen Bronchialathmen, doch klingt es wie ganz nahe dem Ohre und schärfer und kann an den verschiedensten Stellen gehört werden. In höheren Graden wird es auch consonirendes Athmen genannt.

Wenn das einen grösseren Bronchialast umgebende Lungengewebe, welches wegen seines Luftgehalts den Schall wenig leitet, in grösserer Ausdehnung luftleer wird und in Folge dessen als solider Körper den Schall besser fortpflanzt, resp. durch Mitschwingen verstärkt, so wird das Bronchialathmen hörbar; es gilt deshalb als auscultatorisches Zeichen der erwähnten Veränderung im Lungengewebe.

Bedingung für das Zustandekommen des Bronchialathmens ist, dass in dem betreffenden Bronchus wirklich Luft circulirt. Bei Verschluss oder Compression desselben hört es auf. Das Lungengewebe wird luftleer entweder durch Solidification (Pneunomie, Tuberkelinfiltration) oder durch Compression (pleuritisches Exsudat).

6) Das amphorische Athmen, eine Modification des Bronchialathmens, tritt unter denselben Bedingungen auf wie dieses, wenn der Luftstrom einen ampullenartigen Hohlraum (Lungencaverne) passirt. Es lässt sich künstlich dadurch erzeugen, dass man mit geringer Stärke horizontal über die Mündung einer Röhre bläst.

Entstehung der Rasselgeräusche.

**§. 44.** Sehr häufig finden sich in den Luftwegen Ansammlungen von Flüssigkeit: Schleim, Eiter, Blut, aspirirtes Fruchtwasser bei Neugeborenen etc. Durch die Athembewegungen werden diese Massen, wenn flüssig genug, innig mit Luft vermischt und zu Schaum verwandelt, welcher als grosse oder kleine Blasen an den Wänden der Bronchien hängt oder einzelne Abschnitte derselben ganz absperrt. Ganz an denselben Stellen kommt auch das zähe, nichtschaumige Secret vor. Da bei jeder Athembewegung die Luft, indem sie sich den Weg bahnt, diese Massen hin und her schiebt, sie durchbricht, einzelne Blasen zum Bersten bringt, so entstehen dabei die mannichfachsten Geräusche, insgesammt **Rasselgeräusche** genannt.

Die verschiedenen Arten der Rasselgeräusche.

**§. 45.** Man unterscheidet im Allgemeinen, indem man aus dem akustischen Effect einen Schluss auf die Consistenz des Inhalts der Luftwege macht, **trockenes** und **feuchtes** Rasseln.

a) **Trockene Rasselgeräusche.** Ein exquisit trockenes Rasseln ist 1) das **Knarren**, welches entsteht, wenn luftleere, zähe Schleimlamellen, welche an den Wänden der Bronchien haften, durch vorüberstreichende Luft in träge, klappenartige Schwingungen gerathen.

Eine Mittelstufe bildet 2) das **Schnurren und Pfeifen**, welches durch Schwingungen luftleerer, aber mässig zäher Schleimmassen entsteht, die von der Luft verschoben oder durchbrochen werden.

Hierher gehört ferner 3) das **Zellenknistern** (zuweilen irrthümlich Knisterrasseln genannt); es kommt zu Stande, wenn die durch zähes Secret verklebten Wände der Alveolen und feinsten Bronchien vom Luftstrom auseinander gerissen werden (Anfangs- und Endstadium der Pneunomie. Weil häufiger das Endstadium derselben zur Beobachtung kommt, auch **Crepitatio redux** genannt).

b) **Feuchte Rasselgeräusche** sind sämmtliche **blasige Rasselgeräusche.** Man unterscheidet gross-, klein- und mittelblasiges Rasseln.

Da die Tiefe des Tons beim Platzen einer Blase mit deren Grösse zunimmt und die Grösse der Blase mit der Weite der einschliessenden Röhre wächst, so nennt man ein **tieftönendes** Rasseln **grossblasig** und verlegt es in die grossen Bronchien, ein **helltönendes** dagegen **klein-** oder **feinblasig** und sucht es in den kleinen Bronchien.

Das mittelblasige Rasseln steht zwischen den beiden genannten.

Das Knisterrasseln ist die feinste Art des kleinblasigen.

Unbestimmtes Rasseln heisst eine Mischung sämmtlicher Rasselgeräusche.

Man unterscheidet ferner:

das Trachealrasseln, ein lautes, schon von weitem hörbares, tiefes Rasseln, von den Laien auch als „Röcheln" oder „Kochen auf der Brust" bezeichnet. Es entsteht durch Anhäufung von massenhaftem Secret in der Trachea, welches der Patient nicht mehr durch Husten auszuwerfen vermag, und ist eine Erscheinung von der übelsten Bedeutung.

Nicht verwechseln darf man mit dem Rasseln das Schnarchen, welches durch das Flottiren des Zäpfchens bei Lähmung des Gaumensegels zu Stande kommt.

Das Bronchialrasseln. Es hat dieselben Vorbedingungen wie das Bronchialathmen. Vor dem gewöhnlichen Rasseln zeichnet es sich durch besondere Resonanz und Deutlichkeit aus.

Unter consonirendem Rasseln versteht man Bronchialrasseln von ganz hervorragender Schärfe und Deutlichkeit. Beide Bezeichnungen werden vielfach confundirt.

Das amphorische Rasseln. Dieses entsteht unter denselben Vorbedingungen wie das amphorische Athmen und besitzt dieselbe Klangfarbe.

Das metallische Rasseln begreift die höheren, metallisch klingenden Formen des vorigen in sich.

Das metallische Klingen (tintement métallique) entsteht, wenn in einem amphorischen Raum einzelne Blasen springen. Ein ähnlicher Klang tritt ein, wenn man einzelne Tropfen in eine halbvolle Wasserflasche fallen lässt.

Sämmtliche amphorische Geräusche: amphorisches Athmen, Rasseln, metallisches Rasseln und Klingen, begreift man unter dem Namen cavernöse Geräusche. Eine Caverne ist ein Hohlraum in der Lunge von amphorischer Bauart, welcher entweder durch Erweiterung eines

Bronchus oder durch eiteriges Schmelzen einer Lungenpartie entsteht.

§. 46. Lässt man während des Auscultirens den gesunden Untersuchten laut sprechen (gewöhnlich laut zählen), so hört man die Stimme als undeutliches Summen aus dem Thorax heraus. Ist dagegen durch Verdichtungen, resp. Compression im Lungengewebe die Leitung des Schalles verbessert (Pneumonie), so kommt die Stimme, wie beim Bronchialathmen das Respirationsgeräusch, sehr deutlich und wie aus der Nähe zur Wahrnehmung. Diese Erscheinung heisst Bronchophonie (Pectoriloquie). Sie hat zuweilen einen quäkenden, zitternden Beiklang und heisst dann Aegophonie. Horbare Stimmgeräusche.

Ist ferner bei intactem Lungengewebe die Thoraxwand verdickt durch lockeres, unelastisches Gewebe (Pleuritis), welches den Schall abdämpft, so hört man die Stimme gar nicht.

Ist die Lunge selbst solidificirt oder comprimirt und ausserdem die Thoraxwand verdickt, so erscheint eine schwache, entfernt klingende Bronchophonie.

§. 47. Der Stimmfremitus, die bei lautem Sprechen entstehenden Schwingungen der Brustwand, giebt sich dem Gefühle des angelegten Ohres oder der Hand kund, genau nach den oben für die Bronchophonie dargestellten Normen. Man spricht dann von verstärktem, vermindertem. aufgehobenem Stimmfremitus. Stimmfremitus.

§. 48. Wenn bei der abnormen Communication zwischen Lunge und Pleura Luft in die Pleurahöhle tritt, so hört man zuweilen bei der Inspiration ein ganz hohes musikalisches Pfeifen, Flageoletpfeifen genannt. Flageoletpfeifen.

§. 49. Das Succussionsgeräusch ist ein Plätschern mit amphorischem Widerhall. Es tritt ein, wenn eine Flüssigkeit von geringer Consistenz in einem amphorischen Raume Wellen schlägt (z. B. wenn man eine halbvolle Wasserflasche schüttelt). Diese Vorbedingungen sind vorhanden, wenn nach Durchbruch der Luft aus der Lunge in die Pleura pleuritisches Exsudat den untern Theil, Luft den obern Theil der Pleurahöhle einnimmt, Succussionsgeräusch.

während die Lunge ganz comprimirt ist. Beim Hin- und Herbewegen des betreffenden Kranken entsteht das Succussionsgeräusch, welches man zuweilen sogar ohne directe Auscultation hören kann.

Auscultation des Herzens und der Gefässe.

§. 50. Bei der Auscultation von Herz und Gefässen hört man:

1) Töne, kurze, genau begrenzte Schallschwingungen von annähernd musikalischem Charakter. Wie sie zu Stande kommen, wann und wo sie zu hören, wird bei der Circulation erörtert werden.
2) Geräusche. Diese verdanken ihren Ursprung den unregelmässigen Schwingungen, Wirbeln und Oscillationen, welche in der Blutsäule entstehen, wenn der Blutlauf durch in der Wand liegende Rauhigkeiten, durch Compression des Rohres von aussen oder durch rückläufige Strömung gestört wird.

Physiologische Töne und Geräusche.

§. 51. Physiologisch sind: die Töne an den normalen Stellen über Herz und Gefässen, sowie das Placentargeräusch über dem schwangeren Uterus. Bei Kindern sind die Herztöne zuweilen auch am Rücken hörbar.

In der Carotis und der Arteria subclavia hört man vermittelst des aufgesetzten Stethoskopes im Normalzustande zwei Töne in dem Rhythmus des Jambus (◡ –), d. h. einen 1. kurzen und einen 2. langen, dagegen in den vom Herzen entfernteren grösseren Arterien (Aorta abdominalis, Arteria cruralis und brachialis), aber nur bis zur Kniekehle und Ellenbogenbeuge, nur einen Ton. Bei Verlust der Schwingfähigkeit der Arterienwände verschwindet der Ton. Kleinere Arterien bieten in der Regel gar keine auscultatorischen Erscheinungen dar.

Pathologische Töne und Geräusche.

§. 52. Pathologisch sind: Töne von abnormer Stärke und an abnormer Stelle; Mangel eines Tons an Stellen, wo in der Norm ein solcher hörbar ist; Geräusche neben oder an Stelle von Tönen, sowie an Orten, wo normal weder Ton noch Geräusch vorkommt.

Der zweite Ton in der Carotis und Subclavia, welcher nur ein fortgeleiteter von den Aortenklappen ist, muss verschwinden, wenn der zweite Aortenton verschwindet (Insufficienz der Aortenklappen).

§. 53. Wenn der zweite Herzton sehr stark ist, wenn ein oder zwei Töne jenseits der Herzgrenzen oder ausserhalb des Bezirkes der grossen Arterien über dem Thorax, oder wenn sie über kleinen Arterien (Art. radialis, tibialis postica, temporalis) gehört werden, so ist ein Uebermaass in der Triebkraft des linken Herzens die Ursache. Dasselbe gilt vom rechten Herzen, wenn der zweite Ton über der Arteria pulmonalis, im zweiten Intercostalraum links, stärker, schärfer accentuirt ist als der zweite über der Aorta. Ursache des verstärkten Tons etc.

Vorstehendes gilt nicht, wenn bei linksseitiger Pneumonie des unteren Lappens die Herztöne links hinten hörbar werden. Es ist dies vielmehr eine Folge der vermehrten Schallleitung.

§. 54. Geräusche kommen vor am Herzen neben oder an Stelle der Herztöne bei Insufficienzen der Klappen oder Stenosen der Ostien, sowie bei Blutarmuth oder Fieberzuständen als sogenannte Blut- oder Aftergeräusche ohne nachweisbare anatomische Ursache. Geräusche am Herzen.

§. 55. Ueber den Arterien kommen Geräusche vor entweder als vom Herzen aus fortgeleitete und dann am Herzen gleichfalls hörbar, oder als selbstständige in Folge von Erkrankungen der Gefässwand, Erweiterung des Gefässes, äusserer Compression (kalkige Auflagerung, Aneurysma, drückende Geschwülste). Künstlich kann ein durch das Stethoskop bewirkter Druck Geräusche in den Arterien hervorrufen. Endlich werden bei gewissen Krankheiten (bei Chlorose, Anämie, Hydrämie, acutem Rheumatismus, Typhus etc.) Geräusche in den Arterien gehört, deren Entstehung indessen noch ganz unbekannt ist. Geräusche über den Gefässen.

In den Venen kommen Töne gar nicht vor; Geräusche werden, abgesehen von dem durch eine abnorme Communication zwischen einer Arterie und Vene bedingten Geräusch, nur in den Jugularvenen gehört und sind als Nonnensausen bekannt. Das Venengeräusch ist ein anhaltendes, bald mehr blasendes, bald mehr rauhes, abwechselnd verstärktes Geräusch. Das Venengeräusch kommt selten bei normaler Blutbeschaffenheit und bei ganz blühenden Personen, sehr häufig aber bei Anämie und Chlorose vor.

Aneurisma-Schwirren. Katzenschnurren.

§. 56. Die Schwingungen, welche als Wirbel im Blute den Anlass zu den Geräuschen geben, können so stark werden, dass sie dem Gefühl der aufgelegten Hand zugänglich werden (Schwirren über Aneurysmen; Katzenschnurren [Frémissement cataire] über dem linken Herzen bei Insufficienz der Valvula mitralis).

Reibungsgeräusche.

§. 57. Die Reibungsgeräusche entstehen durch Reibung zweier rauher Flächen an einander und können je nach ihrer Stärke auscultirt, zuweilen auch palpirt werden.

Pleuritisches Reiben.

§. 58. Das pleuritische Reiben erscheint bei der In- und Exspiration in Folge von Friction der mit Exsudat belegten Pleurablätter. Wird das Exsudat so fest, dass es beide Flächen verbindet, oder so flüssig, dass es keine genügenden Rauhigkeiten mehr bietet, so verschwindet das Reiben.

Pericardiales Reiben.

§. 59. Ganz in derselben Weise kommt das pericardiale Reiben zu Stande. Es ist zu hören zuerst und am deutlichsten an der Herzwurzel; bei geringer Exsudatmenge besonders in der Systole, jedoch etwas länger als diese anhaltend, bei mittlerem Exsudat auch in der Diastole. Bei reichlichem Exsudat oder gänzlicher Verklebung beider Pericardialblätter tritt es ganz zurück.

## Thermometrie und Fieberlehre.

§. 60. Unter Fieber versteht man denjenigen Allgemeinzustand, in welchem bei erhöhter Körpertemperatur nach vorhergegangenem Frost Veränderungen am Pulse, in den Verdauungsorganen und in den Secretionen bestehen. Fieber.

Nach einem Frösteln, Schauern oder einem Schüttelfrost stellt sich nach kurzer Zeit ein Hitzegefühl und bald darauf mehr oder weniger reichlicher Schweiss ein.

Von Seiten der Verdauungsorgane beobachtet man: Appetitsstörung, Ekel, Uebelkeiten, Erbrechen, gesteigerten Durst, trägen Stuhlgang oder Diarrhöe.

Der von Fieberkranken meist in geringer Menge entleerte Urin ist gelbroth bis roth, von höherem spec. Gewicht und durchschnittlich reicher an Harnstoff.

Die Ernährung Fieberkranker wird beeinträchtigt.

Die Herzcontractionen sind vermehrt, der Herzstoss ist verstärkt und man hört nicht selten ein systolisches Geräusch statt des ersten Tons am Herzen.

§. 61. Die verschiedenen Arten des Pulses sind bereits erwähnt worden (siehe §. 25). Puls.

Bei Fieberkranken übersteigt die Pulsfrequenz das Normale.

Im Allgemeinen laufen Puls und Körpertemperatur mit einander parallel.

Erhöhte Körpertemperatur ist eine nothwendige Erscheinung des Fiebers, d. h. ohne Steigerung der Körpertemperatur ist kein Fieber vorhanden.

§. 62. Die Körpertemperatur wird in der Achselhöhle, im Rectum oder in der Vagina vermittelst des (in Fünftelgrade getheilten) Thermometers gemessen, bei Kranken, wenn nicht besondere Stunden nothwendig sind, am besten zwischen 7 und 9 Uhr Morgens und 4 bis 6 Uhr Abends. In den Morgenstunden ist bei fieberhaften Kranken die Körpertemperatur.

Körpertemperatur am niedrigsten, in den Abendstunden am höchsten.

Normale Körpertemperatur.

**§. 63.** Bei Gesunden schwankt die Körpertemperatur, in der Achselhöhle gemessen, zwischen $36,_2{}^0$—$37,_5{}^0$ C., im Rectum und in der Vagina dagegen zwischen $36,_8{}^0$—$38^0$ C.

Breite der Gesundheit.

**§. 64.** Ein jeder Mensch, bei welchem eine nicht innerhalb der eben angegebenen Temperaturgrade (Breite der Gesundheit) liegende Temperatur gefunden wird, ist krank, obschon er sich subjectiv ganz gesund fühlt; dagegen kann bei Kranken Normaltemperatur beobachtet werden.

Temperaturcurve.

**§. 65.** Durch regelmässig wiederholte Messungen, deren Resultate neben denen des Pulses und der Respiration in einer sog. Temperaturtabelle durch Punkte und Striche zu bezeichnen sind, erhält man die Temperatur- (Puls- und Respirations-) Curve. Aus derselben erhält man Einsicht in die Verhältnisse eines Krankheitsfalles (Aufschlüsse über Diagnose, Prognose, Complicationen, Modificationen des Verlaufs).

Anomale Körpertemperatur.

**§. 66.** Bei leichten acuten und chronischen Krankheiten, sowie in der Reconvalescenz und bei manchen Geisteskranken ist die Körpertemperatur sehr häufig anhaltend oder wenigstens am Abend um ein Geringes vermehrt, selten dagegen (höchstens am Morgen) vermindert.

Temperatur n Fieberfrost.

**§. 67.** Im Fieberfrost (Schüttelfrost) ist gewöhnlich die Körpertemperatur im Ganzen sehr bedeutend (bis und über $40^0$ C.) gesteigert, wenn auch die Extremitäten, Nase, Kinn, Ohren, Stirn eine erniedrigte Temperatur zeigen. Bei den sog. nervösen Frösten (in Folge starker Reizung sensibler Nerven, nach unmittelbarer Einführung toxischer Substanzen ins Blut) ist jedoch meist eine Temperatursteigerung nicht vorhanden.

Der im Beginne einer fieberhaften Krankheit oder eines Fieberanfalls eintretende Frost dauert $^1/_2$ bis 2 Stunden an; währenddessen steigt die Temperatur und erreicht am Ende des Frostes oder häufiger im darauf folgenden

Hitzestadium ihr Maximum. Nach den dem Froste zu Grunde liegenden Störungen richtet sich der weitere Verlauf der Temperatur.

Frostanfälle treten zuweilen sowohl bei sinkender Temperatur, wie z. B. bei heftigen Blutungen (Collapsfröste), als auch bei hochgesteigerter ohne Kälte der peripheren Theile, z. B. bei Pyämie, auf; dagegen besteht bei vermehrter oder zunehmender Rumpftemperatur oft Kühle der peripheren Theile ohne jede Frostempfindung.

§. 68. Ein einmaliger Schüttelfrost weist zumeist hin auf Beginn einer Pneumonie, einer Septichämie, eines acuten Exanthemes (Pocken, Scharlach, Typhus exanthematicus), ein in regelmässigen Intervallen wiederkehrender Frost auf Intermittens oder Typhus recurrens, ein in unregelmässigen Intervallen auftretender Frost dagegen auf Pyämie. Schüttelfrost.

§. 69. Die durch gesteigerte Eigenwärme des Körpers bedingte Fieberhitze schliesst sich entweder an einen Frost an oder entwickelt sich sofort aus der Normaltemperatur, ohne dass ein Frost vorherging. Sie ist hinsichtlich ihrer Intensität eine sehr verschiedene. Fieberhitze.

§. 70. Unter Collaps versteht man einen in den Krankkeitsverlauf eingeschobenen, diesen modificirenden Vorgang, eine durch örtliche Verminderung der Eigenwärme, namentlich an der Peripherie, charakterisirte Störung des Gesammtorganismus. Er ist meist von kurzer Dauer und sehr verschiedener Intensität. Die Temperatur der inneren Organe kann beim Collaps normal, vermindert oder erhöht sein; man unterscheidet deshalb Collapse mit hoher Eigenwärme (besonders bei sehr heftigen, acuten wie chronischen, fieberhaften Krankheiten, häufig die Agonie einleitend) und Collapse mit niederer Eigenwärme (häufig bei Agonie in chronischen Krankheiten); ferner Collapse der Defervescenz am Schlusse der Fieberperiode acuter Krankheiten; Remissionscollapse beim stark remittirenden Fieber schwerer acuter, häufiger chronischer Krankheiten, welche meist von kurzer Dauer sind und regelmässig wiederkehren; die Collapse bei intermittirenden Fieberformen und die in irgend welchem Krank- Collapse.

heitsstadium bei scheinbar vollkommen Gesunden wie bei geschwächten Kranken auftretenden Incidenzcollapse, bei welchen die Eigenwärme häufig in sehr gefahrdrohender Weise sinkt und plötzlich Agonie eintritt.

**§. 71.** Die Körpertemperatur ist entweder eine normale oder unternormale oder übernormale.

Normale Temperatur.

Eine normale Temperatur wird bei vielen chronischen Kranken beobachtet.

Unternormale Temperatur.

Eine unternormale Temperatur tritt meist nur während des Fiebernachlasses, in der Agonie, bei heftigeren Blutungen, bei Collapszuständen ein, und man unterscheidet hierbei noch die eigentlich unternormale Temperatur (bis 35° C. in der Achselhöhle) und die Collapstemperatur (unter 35° C.).

Uebernormale Temperatur.

Uebernormale Temperaturen werden am häufigsten bei Kranken gefunden; sie werden wieder eingetheilt in hochnormale oder nichtfebrile (bis $38,_{0}$° C.), in subfebrile (von $38,_{1}$°—$38,_{5}$° C.), in leichtfebrile (von $38,_{6}$° bis $39,_{0}$° C.), in febrile (von $39,_{1}$°— $40,_{0}$° C.), in hochfebrile (über $40,_{0}$° C.) und in hyperpyretische (über $41,_{0}$° oder $41,_{5}$° C.).

Beurtheilung der Temperaturresultate.

**§. 72.** Bei der Beurtheilung eines Resultates der Temperaturmessung muss immer 1) die Tageszeit, an welcher die Beobachtung gemacht wurde, und 2) die Individualität des Kranken berücksichtigt werden; denn während bei Kindern (mitunter auch bei Frauen und reizbaren Personen) die Körpertemperatur sich durchschnittlich höher zeigt und schroffer wechselt als bei Erwachsenen, findet man bei Greisen häufig die Körpertemperatur einen halben bis ganzen Grad unter der bei gleichen Störungen jüngerer Individuen beobachteten Durchschnittshöhe.

Temperaturschwankungen.

**§. 73.** Bei Gesunden sind die Schwankungen der Temperatur innerhalb 24 Stunden weit geringer als bei Kranken. Bei letzteren wechselt die Temperatur während eines Tages sehr häufig um 1—1½ Grad und kann sich sogar um 6—8 Grade verändern, und zwar an verschiedenen Tagen verschieden.

Die Intensität des Fiebers ist eine mässige, wenn bei

nicht hoher Temperatur die Schwankungen geringe sind, dagegen eine beträchtliche, wenn bei hoher Temperatur die Schwankungen geringe sind. Bei Complicationen und unregelmässigem Verlaufe treten sehr bedeutende Schwankungen auf.

Tagesfluctuation. Temperaturperioden.

**§. 74.** Die innerhalb 24 Stunden auftretenden Schwankungen fasst man unter dem Namen Tagesfluctuation zusammen. Man unterscheidet bei derselben: 1) die Exacerbation, d. i. der Zeitraum, in welchem die Temperatur wesentlich steigt; 2) die Remission, d. i. der Zeitraum, in welchem die Temperatur wesentlich sinkt; 3) die Exacerbationshöhe und deren höchsten Punkt, das Tagesmaximum; 4) die Remissionstiefe mit dem Tagesminimum. Unter Breite der vier genannten Temperaturperioden versteht man die Zeitdauer einer jeden derselben.

Bei der Beurtheilung der Fieberintensität ist die Breite dieser Perioden ebenso wie die Höhe der einzelnen Temperaturwerthe zu berücksichtigen.

Tagesdifferenz.

**§. 75.** Die Tagesdifferenz, d. i. die Weite des Excurses zwischen dem Tagesmaximum und dem Tagesminimum, kann sehr verschieden gross, aber auch bei gleicher Grösse je nach dem Steigen oder Sinken der 24-stündigen Durchschnittstemperatur von verschiedener Bedeutung sein. So zeigen geringe Tagesdifferenzen bei erheblichem Fieber im Allgemeinen eine frühe Periode der Krankheit oder bestehende Complicationen derselben an. Remissionen auf der Höhe einer Krankheit sprechen fast immer für Besserung oder gar Abheilung. Fortdauernde Remissionen deuten fortschreitende Heilung an. Hören dagegen die Remissionen bei Fortdauer des Fiebers ohne Ermässigung des Tagesmittels wieder auf, dann darf man auf einen Rückfall oder eine Complication schliessen. Grosse, durch unternormale Remissionswerthe erzeugte Differenzen können günstig oder gleichgültig oder gefahrdrohend sein. Steigende Exacerbationswerthe gelten für entschieden ungünstig.

Fiebertypus.

**§. 76.** Unter Fiebertypus versteht man die Art und Weise des Fieberverlaufs während mehrerer auf einander folgender Tage. Beträgt die Tagesdifferenz an denselben höchstens $1/_2$ Grad, so ist Febris continua, beträgt die Differenz etwas mehr, so ist Febris subcontinua, und beträgt sie über einen Grad, so ist Febris remittens vorhanden. Der intermittirende Fiebertypus (Febris intermittens) wird durch das Wechseln (regelmässiges oder unregelmässiges: Typus intermittens anteponens, wenn der Paroxysmus jedesmal früher kommt, oder Typus intermittens postponens, wenn der Paroxysmus jedesmal später kommt) zwischen einem Fieberanfall (Paroxysmus) und einer fieberlosen Zeit (Apyrexie) charakterisirt, und man unterscheidet dann noch eine Febris intermittens quotidiana, tertiana und quartana.

Die Febricula oder Ephemera ist eine rudimentäre Fieberform und wird hauptsächlich durch ihre kurze Dauer (wenige Stunden, 1—2 Tage, selten länger) bei häufig sehr hoher Temperatur (bis $40,_5{}^0$ C. und darüber) charakterisirt.

Ein anhaltendes continuirliches Fieber (Febris continua continens) ist ein solches, bei welchem sich die Temperatur wenigstens bis zur Ueberschreitung des Maximums der Entwickelung entweder fortwährend über der Norm hält oder wenigstens nur ausnahmsweise und vorübergehend bis zur Norm oder unter diese sinkt.

Intermittirende und relabirende Fieber sind solche, bei welchen die febril erhöhte Eigenwärme einmal oder mehrmals durch fieberlose Temperaturen unterbrochen wird.

Typische Krankheiten.

§. 77. Typische Krankheiten sind diejenigen, deren Verlauf ein gesetzmässig fixirter, an bestimmte Normen gebundener ist, welchem auch ein bestimmter Gang der Eigenwärme entspricht (Abdominal-, Flecktyphus, Recurrens, Masern, einfaches Scharlach, Pocken, primäre croupöse und lobäre Pneumonie).

Atypische Krankheiten.

§. 78. Atypische Krankheiten sind diejenigen, bei welchen sowohl hinsichtlich des Ganges der Krankheit als auch der Temperatur eine Regelmässigkeit nicht obwaltet (acuter Rheumatismus, Meningitis, Parotitis, Diphtheritis, die Affectionen der serösen Häute, Encarditis, Leber-, Milz-, Nierenentzündungen etc.).

§. 79. Den Uebergang zwischen beiden Arten bilden die annähernd typischen Krankheitsformen (complicirtes Scharlach, Varicellen, Rötheln, Pyämie, Erysipelas, Angina tonsillaris, Wechselfieber). Annähernd typische Krankheiten.

§. 80. Im Gange der Eigenwärme bei den fieberhaften Krankheiten unterscheidet man folgende, wenn auch manchmal nicht streng geschiedene Stadien: 1) das Initialstadium, d. i. die Periode der Ausbildung des Fiebers; 2) das Fastigium, d. i. die Periode des ausgebildeten Fiebers; 3) die Defervescenz, d. i. die Periode des nachlassenden Fiebers; 4) das Reconvalescenzstadium und 5) das prämortale Stadium, d. i. die Periode der Wendung zum letalen Ende. Fieberstadien.

Geht der entschiedenen Abnahme der Temperatur, welche zur Norm führt, eine Periode der ungenügenden Abnahme voraus, so nennt man diese das Stadium decrementi, welches höchstens einige Tage dauert. Dasselbe unterscheidet sich vom amphibolen Stadium dadurch, dass neue erhebliche Temperatursteigerungen fehlen. Stadium decrementi. Amphiboles Stadium.

§. 81. Die Defervescenz ist eine rapide (Krisis), wenn sie sich in wenigen, bis höchstens 36 Stunden vollendet, dagegen eine protrahirte (Lysis), wenn die Entfieberung nach circa 3 Tagen vollendet ist, oder endlich eine langsame, wenn die Entfieberung mehrere Tage bis zu einer Woche und darüber bedarf. Krisis. — Lys[is.]

§. 82. Eine prämortale Temperatursteigerung wurde am Schlusse eines intensiven Fieberverlaufs, z. B. bei Abdominal-, Flecktyphus, Masern, Scharlach, Pocken, Pyämie, ferner bei Insolation, Pneumonie, Erysipelas, acutem Rheumatismus, Encarditis, Meningitis, Encephalitis, Tetanus, auch bei Epilepsie und Hysterie beobachtet und erreichte innerhalb weniger Stunden die höchsten, überhaupt beobachteten Werthe ($44{,}_{75}{}^0$ C.). Prämortale Temperatursteigerung.

§. 83. Tritt nach dem Aufhören der Herzaction und der Respiration noch eine höchstens einige Zehntelgrade betragende und wenige Minuten bis fast eine Stunde anhaltende weitere Steigerung der Temperatur ein, so nennt man sie die postmortale. Postmortale Temperatursteigerung.

## Expectoration.

Expectoration. §. 84. Die bei den Krankheiten der Respirationsorgane ausgeworfenen Sputa lasse man in einem Spucknapf sammeln, betrachte sie hinsichtlich ihrer Menge, Farbe, Consistenz und Geruch von Tag zu Tag; man berücksichtige, ob sie reichlich oder sparsam; ob sie leicht oder mit Anstrengung und erst nach längerem Husten herausbefördert werden; ob sie nur gelegentlich oder constant auftreten; ob die Expectoration eine cumulative ist; häufiger des Nachts als am Tage, oder umgekehrt; am Morgen beim Erwachen, oder in der Nacht beim Zubettlegen. Man untersuche, ob der Auswurf leichtflüssig oder dick, formlos, zähe, gallertartig, geballt, münzenförmig, fadenförmig; ob er mehr oder minder lufthaltig, schaumig oder gleichförmig; ob er farblos oder weisslich, grau, gelblich oder grünlich, roth, rostfarben, bräunlich oder schwarz; ob er serös, sero-purulent oder eiterig; ob ihm Blut in Streifen, Punkten oder in grösseren Mengen beigemischt ist; ob er fest an dem Boden des umgekehrten Spucknapfes haftet oder in Klumpen abtropft; ob häutige Fetzen, röhren- oder baumförmige Faserstoffmassen vorhanden sind; ob er auf dem Wasser schwimmt; man untersuche, ob der Auswurf alkalisch oder sauer reagirt, ob er süsslich, säuerlich oder faulig, gangränös riecht, sowie ob er fade, salzig, süsslich, bitter, ekelhaft schmeckt.

Mikroskopische Untersuchung der Sputa. §. 85. Mittels des Mikroskopes erforsche man, ob der Auswurf abgestossene Epithelien (das Pflasterepithelium entstammt der Mund- und Rachenhöhle, das Cylinder- oder Flimmerepithelium dem Kehlkopfe, der Luftröhre und den Lungen), Schleimkörperchen, Eiterkörperchen, Elementarkörnchen, Körnerhaufen, Körnchenzellen, Elementarkörperchen, Zellenkerne, Fett, Blutkörperchen, elastische Fasern, Cholestearin-, phosphorsaure Ammoniak-Magnesia-, Hämatoidin-Krystalle, Echinococcustheile, Infusorien, Pilze oder Speisereste (Fleischfasern, Pflanzengewebe, Stärkekörner) enthält.

## Hämorrhagieen.

§. 86. Jede Blutung erfolgt durch Zerstörung von Blutgefässen entweder in eine offene Höhle, sodass das Blut dann nach aussen gelangt, oder in eine geschlossene Höhle, oder endlich in das Parenchym eines Organs. Man unterscheidet Ekchymosen, Sugillationen (kleine Mengen) und Extravasate (grössere Mengen ausgetretenen Blutes), ferner vasculare (aus grösseren) und capillare Blutungen (aus Haargefässen). Hämorrhagieen.

Die Schleimhäute der offenen Höhlen sind besonders zu Blutungen disponirt, weil sie sehr gefässreich und locker sind und leicht hyperämisch werden.

Je nach der grösseren oder geringeren Heftigkeit des Blutausflusses unterscheidet man: Bluttröpfeln, Blutfluss oder Blutsturz.

Hochrothes ausfliessendes Blut ist arterielles, dunkles dagegen ist venöses. Jedes derselben ist entweder flüssig oder geronnen, rein oder mit verschiedenen Se- und Excreten vermischt, oder verfärbt.

Eine aus dem Munde oder der Nase oder aus beiden gleichzeitig erfolgende Blutung kann aus sehr verschiedenen Quellen stammen, nämlich aus der Schleimhaut der Nase (Epistaxis), des Mundes (Zahnfleisch, cariöser Zahn, Zunge, weicher Gaumen), des Rachens, des Oesophagus, des Magens, des Larynx, der Luftröhre, der Bronchien oder der Lunge.

Erste Regel ist, alle Theile der Nasen-, Mund-, Rachen- und Larynxschleimhaut genau zu besichtigen (direct oder mit Hülfe des Laryngo- oder Pharyngoskopes) und die Ursprungsstelle der Blutung zu ergründen.

Man untersuche, ob die Blutung mit oder nach Husten, Räuspern oder mit der Expectoration, plötzlich, reichlich (Hämoptoë), bei oder nach heftigen Körperbewegungen und Erbrechen erfolgte.

Man bestimme, ob das Blut hell- oder dunkelroth, sauer oder alkalisch, ob es innig mit Luftblasen gemischt (schaumig), in Streifen, Punkten oder Stücken, flüssig oder geronnen, ob es rein oder mit Schleim, Eiter etc. vermischt ist.

Man untersuche, ob die Blutung aus Mund oder Nase von einer Blutung aus dem After begleitet oder gefolgt ist.

Hellrothes, schaumiges, alkalisches, nach vorherigem Husten entleertes Blut spricht für eine aus den Luftwegen, dagegen dunkles, saures, mit Speiseresten vermischtes Blut für eine aus dem Magen stammende Blutung.

Eine innige Vermischung des durch den After entleerten Blutes mit den Faeces, eine durch und durch theerartige Beschaffenheit der Blutmassen spricht für eine Magenblutung, dagegen hellrothes, den Kothmassen anhaftendes Blut für eine Darm-, vorzüglich Dickdarmblutung.

Einen Theil des entleerten Blutes untersuche man unter dem Mikroskope, ob es rundliche Blutkörperchen von Menschen (Säugethieren) oder ovale, elliptische von Vögeln, Reptilien oder Fischen enthält; ferner ob es Schleim-, Eiterkörperchen, Flimmerepithelien enthält (die Anwesenheit von Flimmerepithelien im Blute deutet auf eine Blutung der Respirationsorgane); oder ob Fett, Oel, Stärkemehlkörperchen, Fragmente von Muskelfasern oder andern thierischen Geweben, Spiralgefässe, Pflanzenzellen oder andere vegetabilische Gewebselemente sich in dem Blute auffinden lassen (was eine Magenblutung wahrscheinlich macht).

Beim Blutharnen kann das Blut aus den Nieren, den Ureteren, der Blase oder der Harnröhre stammen. Das Blut stammt aus den Nieren, wenn es innig mit dem Harn vermischt ist (gleichmässig rothgefärbt) und sich beim Stehen des Urins gar nicht oder nur in sehr geringer Menge pulverförmig niederschlägt; aus den Ureteren, wenn längliche, bindfadenähnliche Gerinnsel mit dem Urin entleert werden; aus der Blase, wenn es ganz rein, meist in Klumpen, oder nicht innig mit dem

Urin vermischt abgeht und sich beim Stehen bald abscheidet; aus der Harnröhre, wenn es ausser dem Urinlassen abfliesst oder abtröpfelt und beim Urinlassen nicht genau mit dem Harn vermengt ist.

Bei Blutungen aus dem After, der Scheide und der Gebärmutter (Metrorrhagie) werden die Inspection und die Untersuchung mit dem Finger die Quelle derselben entdecken lassen.

## Untersuchung des Urins.

Normale Harnbestandtheile.

§. 87. A. Normale Harnbestandtheile. Zu den Bestandtheilen des normalen Harns, welche hauptsächlich als Produkte der Stoffmetamorphose der thierischen Gewebe etc. anzusehen sind, gehören vor Allem:

a. die organischen stickstoffhaltigen Körper des Harns: Harnstoff, Harnsäure, Hippursäure, Oxalursäure, Kreatinin, Xanthin, Farb- und Riechstoffe; und sodann:

b. die anorganischen Körper: Chlormetalle (Chlornatrium, Chlorkalium, Chlorammonium), Phosphate (saures phosphorsaures Natron, Magnesia- und Kalkphosphat), ferner schwefelsaure Salze, salpetersaure Salze, sowie Spuren von Eisen, Kieselsäure und Wasserstoffhyperoxyd.

Organische Harnbestandtheile.

§. 88. I. Die hauptsächlichsten organischen Bestandtheile des normalen Harns. — Unter den obengenannten organischen Bestandtheilen des normalen Harns nimmt im menschlichen Harn

1) der Harnstoff die erste Stelle ein. Er ist das hauptsächlichste Produkt der rückschreitenden Metamorphose der stickstoffhaltigen Körperbestandtheile. Der normale menschliche Harn enthält bei gemischter Nahrung durchschnittlich $2{,}5 - 3{,}2\,\%$ Harnstoff, sodass in 24 Stunden zwischen 22 — 35 Grm. entleert werden. Die Menge des ausgeschiedenen Harnstoffs ist jedoch sehr variabel und hängt namentlich von dem Körpergewicht und von der Nahrung ab. Rein animalische Kost steigert die Harnstoffmenge, stickstoffarme dagegen vermindert sie bedeutend.

Bei allen acuten fieberhaften Krankheiten (Typhus,

Pneumonie etc.) ist die Harnstoffausscheidung im Anfange und bis die Akme des Fiebers vorüber ist, vermehrt, später vermindert. Bei intermittirenden Fiebern ist sie bereits vor dem Eintritt des Froststadiums gesteigert.

Bei den meisten chronischen Krankheiten, welche mit einer Verminderung des Stoffwechsels oder der Ernährung einhergehen, ist die Harnstoffausscheidung vermindert, bei hydropischen Zuständen (wenn nicht Diuretica gegeben werden) sogar bedeutend.

Bei Zurückhaltung des Harnstoffs im Blute in Folge Unterdrückung der Harnsecretion entsteht Harnstoffvergiftung, Urämie.

2) Die Harnsäure. Die Menge der im menschlichen Harn auftretenden Harnsäure ist weniger von den Nahrungsmitteln als von besonderen inneren Zuständen des Organismus abhängig und selbst im Normalzustande sehr bedeutenden Schwankungen ausgesetzt, $0{,}2$—1 Grm. innerhalb 24 Stunden. Eine Vermehrung der Harnsäure hat gestörte Verdauung, überhaupt mangelhafte Ernährung zur Folge.

Vermehrt wird sie in allen fieberhaften Zuständen, sowie besonders bei Respirationskrankheiten und Circulationsstörungen, auch bei Leukämie, vermindert dagegen immer bei chronischer Gicht und bisweilen bei Diabetes mellitus gefunden.

3) Von Kreatinin ist im normalen menschlichen Harn bei guter gemischter Nahrung innerhalb 24 Stunden durchschnittlich etwa 1 Grm. enthalten.

In grösserer Menge ausgeschieden wird es in acuten Krankheiten, namentlich in der Pneumonie, im Typhus auf der Höhe der Krankheit, in der Febris intermittens etc., in geringerer Menge in der Reconvalescenz nach acuten Krankheiten, besonders dann, wenn die Anämie eine sehr bedeutende war, und bei Tetanus.

§. 89. II. Die hauptsächlichsten anorganischen Bestandtheile des normalen Harns. — Der Harn enthält an anorganischen Basen besonders Natron, Kali, Kalk und Magnesia, theilweise verbunden, und zwar Natron und Kali mit Harn- und Hippursäure, aber

Anorganisch Harnbestandtheile.

auch mit Schwefel-, Phosphor-, Salz- und Salpetersäure, im alkalischen Harn auch Ammonsalze. Die Gesammtmenge der im Harn enthaltenen feuerbeständigen Salze differirt bei verschiedenen Personen und unter pathologischen Verhältnissen sehr; bei Männern sind Schwankungen von $9,_{06}$—$24,_{50}$ Grm., bei Frauen von $10,_{28}$—$19,_{63}$ Grm. beobachtet worden.

1) Chlornatrium. Fast sämmtliches im Urin vorkommende Chlor ist an Natron gebunden. Die Menge des ausgeschiedenen Kochsalzes ist bei verschiedenen Personen und zu verschiedenen Tageszeiten wechselnd, im Mittel in 24 Stunden $14,_{73}$—$17,_{50}$ Grm.

Kochsalzgehalt vermindert — vermehrt.

In allen acuten fieberhaften, namentlich mit reichlichen, aus dem Blute ausgeschiedenen Exsudaten einhergehenden Krankheiten (Pneumonie, Typhus, Meningitis, acuter Gelenkrheumatismus, Pericarditis, Pleuritis, Peritonitis, Enteritis) ist die Kochsalzmenge ausserordentlich vermindert, während der Wechselfieber-Paroxysmen dagegen meist auffallend vermehrt.

Bei allen acuten Krankheiten zeigt eine stetige Abnahme der Chlorausscheidung eine Zunahme und eine stetige Zunahme der Chloride im Urin eine Abnahme der Krankheit an.

In chronischen Krankheiten ist die Chlorausscheidung in der Regel vermindert (so auch vor Eintritt der Diurese bei Wassersüchtigen), bei Diabetes insipidus aber vorübergehend oder längere Zeit hindurch vermehrt.

2) Schwefelsaure Salze. Ein Erwachsener entleert durchschnittlich in 24 Stunden $2,_{094}$ Grm. Schwefelsäure. Nach einer reichlichen Fleischnahrung wird die Schwefelsäure im Urin vermehrt gefunden, ebenso nach Einführung von Schwefelsäure, schwefelsauren Salzen und anderen Schwefelverbindungen.

Bei den meisten Krankheiten ist die Schwefelsäureausscheidung mehr oder weniger bedeutend vermindert.

3) Saures phosphorsaures Natron ist zumeist die Ursache der sauren Reaction des Harns. Im Durchschnitt werden in 24 Stunden etwa $2,_{75}$ Grm. Phosphorsäure ausgeschieden.

In Krankheiten schwankt die Ausscheidung derselben sehr bedeutend.

4) Phosphorsaure Kalk- und Talkerde finden sich im sauren Urin in Auflösung. Neutralisirt man einen solchen Urin mit Ammoniak, so fällt der phosphorsaure Kalk unverändert nieder, die phosphorsaure Magnesia aber verwandelt sich durch Aufnahme von Ammoniak in phosphorsaure Ammoniak-Magnesia und erscheint als solche im Niederschlag. Im Normalzustande werden vom Erwachsenen bei gemischter Nahrung in 24 Stunden durchschnittlich $0{,}_{9441}$—$1{,}_{012}$ Grm. Erdphosphate (und zwar $0{,}_{31}$—$0{,}_{37}$ Grm. phosphorsaurer Kalk und $0{,}_{64}$ Grm. phosphorsaure Magnesia) entleert.

In Krankheiten scheint die absolute Menge der Erdphosphate von der normalen Ausscheidung sehr abzuweichen. Die Erdphosphate sind vermehrt bei acuten und chronischen Hirnleiden und bei Rheumatismus, bei Osteomalacie, Rhachitis, Blasenkatarrh, dagegen vermindert bei chronischen Spinalleiden und bei Nierenleiden, sowie überhaupt bei ausgedehntem Hydrops, auch in den letzten Monaten der Schwangerschaft. Erdphosphate vermehrt — vermindert.

§. 90. B. Abnorme Harnbestandtheile. Abnorme Harnbestandtheile.

Die hauptsächlichsten abnormen Harnbestandtheile sind: Albumin, Zucker, Gallenstoffe, Leucin, Tyrosin, Mucin, Fett etc.; ausserdem sind noch zu erwähnen: Infusorien, Spermatozoiden.

1) Albumin. Dem thierischen Körper liefert das Albumin sowohl das Material zu seiner Ernährung als auch zum Wiederersatz der verbrauchten Organe.

Es geht im normalen Zustande nicht in den Harn über, wohl aber unter pathologischen Verhältnissen und am constantesten bei allen Affectionen der Nieren, welche mit dem Namen der Bright'schen Nierenkrankheit umfasst werden, sowie bei Herzkrankheiten und einzelnen Fieberkrankheiten.

Man kann es keinem Harn ansehen, dass er Albumin enthält; er muss daher jedesmal darauf chemisch untersucht werden; höchstens lässt ein blasser, schaumiger Urin Eiweiss vermuthen.

2) Harnzucker, Krümelzucker. Der Harn scheint häufig Spuren von Zucker zu enthalten; in grösserer Menge und längere Zeit hindurch jedoch tritt er constant nur bei Diabetes mellitus (auch im Blute, Schweiss, Speichel) auf. Auch bei andern Krankheiten, so namentlich bei Circulationsstörungen im Unterleibe, hat man Zucker im Urin gefunden. Durch Verletzung gewisser Stellen der Medulla oblongata bei Thieren hat man vorübergehend einen zuckerhaltigen Urin erzeugt.

3) Gallenstoffe. Sowohl die Gallenfarbstoffe als auch die Gallensäuren kommen pathologisch im Harn vor, so bei Icterus, Phosphorvergiftung etc. Bei fettiger Nierendegeneration hat man zuweilen auch Cholesterin im Urin gefunden.

4) Milchsäure. Die Gährungsmilchsäure findet sich im gährenden diabetischen Urin, die Fleischmilchsäure dagegen im Urin reichlich nach Phosphorvergiftung, auch bei acuter Leberatrophie, Trichinose und Osteomalacie.

5) Fett im Urin wird nicht häufig beobachtet. — Der eigenthümliche, zuweilen vorkommende Milchharn (Urina chylosa, Galakturie) soll von einer Ausscheidung des Chylus durch die Nieren herrühren. Der chylöse Urin enthält meistens neben grösseren oder geringeren Fettmengen, welche durch gleichzeitig vorhandenes Albumin in Emulsion erhalten werden, Chylus- und Blutkörperchen. Auf der Oberfläche sammelt sich nicht selten eine rahmähnliche Schicht an und nach kürzerem oder längerem Stehen tritt häufig Gährung ein, wobei sich in Salpeterwasser lösliche Fibrincoagula ausscheiden. Diese Fibringerinnsel sind entweder zart, weiss und füllen die ganze Flüssigkeit aus, oder sie bilden bald derbe, bald mehr zarte, schleimige, gleichfalls in Salpeterwasser lösliche Klumpen von hell- oder dunkelrother Farbe. Auf Zusatz von Aether wird solcher chylöser Urin vollkommen klar.

6) Flüchtige Fettsäuren. Bis jetzt hat man die Ameisen-, Essig-, Propion-, Butter- und Valeriansäure im Urin gefunden, letztere Säure bei Typhus, Variola und acuter Leberatrophie.

7) Leucin und Tyrosin kommen meist zusammen vor und sind Produkte der Zersetzung stickstoffreicher Substanzen.

Pathologisch treten Leucin und Tyrosin bei Typhus, Blattern, Leberleiden, besonders reichlich bei acuter Phosphorvergiftung und acuter Leberatrophie auf, für welche letztere diese beiden Körper als fast ebenso pathognomonische angesehen werden können, wie Eiweiss für Nephritis und Zucker für Diabetes mellitus.

8) Oxymandelsäure wurde in mehreren Fällen von acuter Leberatrophie neben Leucin und Tyrosin im Urin gefunden.

## §. 91. C. Die Harnsedimente.

Harnsedimente

Unter Harnsedimenten versteht man die verschiedenen, fast in jedem Harn vorkommenden Absätze, welche entweder direct mit jenem entleert werden oder erst nach kürzerer oder längerer Zeit sich aus jenem ausscheiden. Das Mikroskop lässt in den Harnsedimenten sowohl organisirte als auch nichtorganisirte Gebilde (letztere bald in amorphem, bald in krystallinischem Zustande) erkennen. Man unterscheidet deshalb organisirte und nichtorganisirte Sedimente, sowie, je nachdem sie im normalen Harn oder bei Krankheiten auftreten, normale und pathologische Sedimente.

Die Harnsedimente sind für den Arzt von grosser Wichtigkeit; sie geben einerseits Aufschluss über gewisse Veränderungen des allgemeinen Stoffwechsels bei Kranken, und andererseits lassen sich aus ihnen gewisse örtliche Krankheitsprocesse des uropoëtischen Systems erkennen.

## §. 92. I. Organisirte Harnsedimente.

Organisirte Harnsedimente

Als organisirte Sedimente sind zu nennen: Schleim (Mucin) und Epithelien, Blut, Eiter, Harncylinder, Spermatozoiden, Pilze und Infusorien.

1) Schleim (Mucin) und Epithelien. Normaler, frisch entleerter Urin zeigt nach kurzer Zeit der Ruhe eine leichte Schleimwolke, welche von der Schleimhaut der Harnwege (bei Frauen auch von der Schleimhaut der Vagina) herrührt.

Eine vermehrte Menge von Schleim im Urin ist für die Praxis sehr wichtig und deutet auf das Bestehen einer Reizung der Schleimhaut an irgend einer Stelle des uropoëtischen Systems (bei Frauen auch der Vaginalschleimhaut), und kann der vermehrte Schleim- und Epithelgehalt des Urins entweder eine lokale Krankheit (Blennorrhöe der Harnwege) oder die Folge eines allgemeinen Krankheitsprocesses (fieberhafter Krankheiten, wie Typhus, Pneumonie etc.) sein.

Die Form der Epithelzellen ist charakteristisch für ihren Ursprung. Es bildet nämlich das abgestossene Epithel der Harnkanälchen fast immer grössere röhrenförmige Stückchen von der Gestalt und dem Durchmesser der Harnkanälchen (epitheliale Harnschläuche), das Epithel der übrigen Harnwege dagegen ein mehrfach geschichtetes Pflasterepithel. Die oberflächlichste Schicht desselben besteht aus mehr oder weniger platten Zellen, welche im Nierenbecken kleiner, weniger abgeplattet (bisweilen mit Ausläufern versehen) sind, während die in der Harnblase meist grösser und stärker abgeplattet sind und bisweilen an ihrer hinteren, der Mittelschicht zugekehrten Fläche grubenartige Vertiefungen zeigen. Die Mittelschicht besteht zumeist aus kleineren, mehr ovalen und keulenförmigen, geschwänzten Zellen.

Die schleimigen Harnsedimente enthalten häufig ausser den Epithelien noch andere Bestandtheile, wie Samenfäden, Krystalle von harnsauren Salzen, oxalsaurem Kalk, phosphorsaurer Ammoniak-Magnesia etc., wie sich aus der mikroskopischen Untersuchung ergiebt.

Fast immer ist mit einem sehr vermehrten Schleimgehalt des Urins die Neigung desselben zur sauren oder alkalischen Harngährung verbunden, was wegen der Folgen einer solchen (stärkere Reizung der Harnwegeschleimhaut, Bildung von Harnconcretionen) wohl zu beachten ist.

2) Blut. In einem blutig gefärbten Urin wird man durch das Mikroskop immer (ausgenommen bei Hämatinurie) Blutkörperchen entdecken. Bei einer einigermassen bedeutenden Blutung gerinnt das Blut entweder schon innerhalb der Harnwege und bildet Blutcoagula, welche zu Verstopfung der Harnwege, Urinverhaltung, Dysurie, Strangurie und zur Bildung von Harnsteinen Veranlassung geben können, oder es gerinnt erst nach der Entleerung des Urins.

Die Anwesenheit von Blutkörperchen oder Blutgerinnseln im Urin deutet eine Blutung im uropoëtischen Systeme an.

Enthält der Urin sehr viel Blut, so stammt dieses meist aus den Nierenbecken, den Ureteren oder der Harnblase, veranlasst durch einen skorbutischen Zustand, Nierensteine, Entzündung des Nierenbeckens und der Harnleiter, Hyperämie oder Geschwüre der Blasenschleimhaut, Blasensteine, erweichten Blasenkrebs.

Eine geringe Menge des Blutes im Urin lässt bei dem Fehlen aller Erscheinungen von Seiten eines Leidens der Harnwege vermuthen, dass es aus dem Nierenparenchym stammt.

Bei mässiger Menge von Blutkörperchen neben Eiter und Harncylindern im Urin darf man auf eine beginnende oder noch im Fortschritt begriffene Nephritis parenchymatosa schliessen.

Körnchen und Schollen von schwarzbraunem Pigment im Harnsediment zeigen eine durch Melanämie bedingte Verstopfung der Nierengefässe an.

3) Eiter. Enthält der Urin Eiter, dann muss man an einen Eiterungsprocess im uropoëtischen System, oder an einen mit letzterem in Verbindung stehenden Abscess denken, darf aber bei Frauen nicht vergessen, dass der Eiter auch aus der Vagina oder dem Uterus stammen kann.

Lässt sich ausser der Zeit der Urinentleerung Eiter aus der Harnröhre ausdrücken, dann stammt derselbe aus der Harnröhre.

Entstammt der Eiter im Urin der Harnblase, dann

sind immer Erscheinungen eines acuten oder chronischen Blasenleidens vorhanden.

Entstammt der Eiter im Urin den Harnleitern, dann sind bisweilen kolikartige Schmerzen längs des Verlaufs dieser Organe zu beobachten.

Ein fortdauernder Eitergehalt des Urins deutet auf eine auf das Nierenparenchym oder Nierenbecken beschränkte Eiterung.

Bei einem nur wenige Tage anhaltenden Eitergehalt des Urins darf man auf eine blos oberflächliche Affection, bei einem länger dauernden Eitergehalt des Urins dagegen auf eine tiefere, mit materiellen Veränderungen verbundene Affection der Schleimhaut der Harnwege schliessen.

4) Harncylinder. Ein unter dem Mikroskop aus länglichen, schlauchförmigen oder cylindrischen, die Form der Harnkanälchen der Nieren zeigenden Gebilden bestehendes Harnsediment ist für die Praxis von grösster Wichtigkeit, da es einen der Hauptanhaltepunkte für die Diagnose und die Beurtheilung gewisser Erkrankungen des Nierenparenchyms bildet.

Man unterscheidet drei Formen:

a) die Epithelialschläuche, das sind schlauchartige Aggregate von Epithelzellen, ganz ähnlich denen, welche man erhält, wenn man von der Medullarsubstanz einer durchschnittenen Niere etwas abschabt und unter das Mikroskop bringt. Es ist dies Epithelium der Bellini'schen Röhrchen, in zusammenhängenden Stücken durch einen pathologischen Process abgestossen und mit dem Urin entleert. Neben solchen grösseren Epithelialschläuchen findet man in dem Harnsediment häufig noch einzelne Epithelien (geschwänzte Zellen) aus den Nierenkelchen oder dem Nierenbecken.

b) Granulirte Nierencylinder. Dies sind solide, den eben beschriebenen in Form und Grösse ähnliche ($^1/_{100}$ — $^1/_{50}$''' im Durchmesser haltende), aber mit granulöser Masse erfüllte Cylinder, welche bisweilen noch einzelne Epithelialzellen, häufiger Blut-, Eiterkörperchen, verschiedene Harnsedimentkrystalle einschliessen. Neben diesen granulirten Cylindern findet man im Harnsediment sehr häufig noch Blutkörperchen, Eiterkörperchen oder Körnchenzellen.

c) Hyaline Nierencylinder. Diese sind solide Cylinder, wie die vorhergehenden, aber ganz blass und durchsichtig, sodass sie unter dem Mikroskop schwer zu finden sind. Erleichtert wird ihr Auffinden dadurch, dass man dem Urin etwas von einer Jod-Jodkaliumsolution zusetzt und dadurch die hyalinen Cylinder färbt. Sie sollen aus geronnenem Faserstoff bestehen.

Wenn die hyalinen Cylinder stellenweise Eiterkörperchen oder körnige Molekeln oder Fetttropfen und Fettkörnchen enthalten, ähneln sie den granulirten Cylindern und bilden Uebergangsformen zu denselben.

Die Harncylinder und Schläuche entstammen immer den Harnkanälchen der Nieren.

Aus der nur wenige Tage anhaltenden Anwesenheit von Epithelialcylindern in einem Urinsediment darf man auf vorübergehende desquamative Nephritis schliessen.

Die gleichzeitige Anwesenheit von Epithelialschläuchen und Eiterkörperchen lässt auf einen intensiveren Entzündungsprocess in dem Nierenparenchym oder in den Nierenkelchen und Nierenbecken schliessen.

Auf eine tiefere Erkrankung des Nierenparenchyms und einen chronischen Verlauf derselben deuten granulirte und hyaline Harncylinder. Je mehr und je länger Cylinder im Harnsediment vorkommen, desto intensiver ist die Degeneration der Nieren.

Auf eine fettige Nierendegeneration lässt der sehr reichliche und lange anhaltende Fettgehalt der Cylinder schliessen.

Bei anhaltendem Blutgehalte der Harncylinder oder des Urins neben denselben darf man eine Erkrankung der Nierengefässe (collaterale Hyperämie, Rigidität, fettige Entartung der Nierenarterien) vermuthen.

Das gleichzeitige Vorhandensein mehrerer der angeführten Modificationen deutet auf complicirte pathologische Nierenaffectionen.

5) Spermatozoiden. Die durch das Mikroskop nachgewiesene Anwesenheit von reifen Samenfäden im Urin deutet auf Coitus oder Pollution oder Spermatorrhöe, von unreifen Samenfäden aber auf Onanie, übermässigen Coitus.

6) Pilze und Infusorien. Diese kommen fast nur in länger aufbewahrtem Urin oder bei chronischem Harnblasenkatarrh vor, wo der Urin in der Blase fault. Von den Pilzen im Urin sind zu erwähnen:

a) die Hefenpilze, welche nur in zuckerhaltigem Urin auftreten und auf Glykosurie deuten;

b) die Sarcine, welche durch ihre Anwesenheit in der Harnblase wahrscheinlich die Zersetzung des Urins begünstigt, zur Alkalescenz desselben und zur Ablagerung von Erdphosphaten etc. führen kann.

Die besonders in fauligem, Eiweiss, Schleim, Blut oder Eiter enthaltendem Urin vorkommenden Infusorien (punktförmige Monaden oder linear verlängerte Vibrionen) veranlassen oder begünstigen die faulige Zersetzung des Urins. Ihre Keime sind, auch wenn die Infusorien sich bereits innerhalb der Harnwege gebildet haben, doch unzweifelhaft immer von aussen (durch unreine Katheter) in die Harnwege gelangt.

Nichtorganisirte Harnsedimente.

## §. 93. II. Nichtorganisirte Harnsedimente.

Als nichtorganisirte Sedimente des Urins sind zu nennen: Sedimente von Harnsäure und harnsauren Salzen (Uraten), von Hippursäure, von phosphorsaurem Kalk und phosphorsaurer Ammoniak-Magnesia (Phosphaten), von oxalsaurem Kalk, von Cystin, Xanthin und Tyrosin.

1) Sedimente von Harnsäure und harnsauren Salzen. Diese Sedimente kommen im Urin sehr häufig, namentlich bei acuten fieberhaften Krankheiten oder bei fieberhaften Exacerbationen chronischer Leiden vor und treten dann erst einige Zeit nach der Entleerung des Urins, nach dem Erkalten desselben auf. Das Harnsäuresediment kommt allein nur im stark sauren Urin und im Ganzen seltener vor, häufig da-

gegen gleichzeitig mit harnsauren Salzen. Dasselbe ist niemals farblos, manchmal zwar blassgelb, meist aber hochgelb, orangeroth oder braun gefärbt, und lässt sich schon mit blossem Auge leicht die krystallinische Beschaffenheit der Harnsäure erkennen. Unter dem Mikroskop sieht man sie als vierseitige Tafeln oder sechsseitige Platten von rhombischem Habitus, aus denen oft durch Abrundung der stumpfen Winkel spindel- und fassförmige Krystalle entstehen.

Bildet sich ein Harnsäuresediment schon innerhalb der Harnwege, wird also der Urin schon trübe entleert, dann ist die Bildung von harnsauren Nieren- oder Blasensteinen zu befürchten.

Das Harnsäuresediment lässt sich von dem aus harnsauren Salzen bestehenden Sediment durch Erwärmen und Filtriren trennen, wobei sich nach dem Erkalten die harnsauren Salze wieder ausscheiden.

Die Farbe der Sedimente von harnsauren Salzen (Uraten) ist sehr verschieden, bald lehmfarbig, bald ziegel- oder rosaroth, braunroth bis purpurroth. Sie sehen oft organisirten Körpern (Blut, Eiter) sehr ähnlich, lassen sich aber durch das Mikroskop und durch ihre Löslichkeit beim Erwärmen von diesen unterscheiden.

Die im Sediment vorkommenden harnsauren Salze sind: das saure harnsaure Natron, das saure harnsaure Kali, das saure harnsaure Ammoniak (hauptsächlich im alkalischen Urin, gemengt mit den Erdphosphaten) und der saure harnsaure Kalk (selten).

Die Sedimente von harnsauren Salzen im Urin erkennt man am einfachsten daran, dass der trüb gewordene Urin durch Erwärmen klar wird, nach dem Erkalten aber sich wieder trübt.

Solche Sedimente kommen bisweilen auch bei ganz Gesunden (nach grossen Körperanstrengungen, reichlichen Mahlzeiten, bedeutendem Schwitzen und dadurch verminderter Urinabsonderung) vor. Da sie sich fast immer erst ausserhalb des Körpers bilden, so geben sie nur selten zur Bildung von Harnçoncretionen Veranlassungen.

2) Sedimente von Hippursäure. Sie sind verhältnissmässig selten und lassen sich durch das Mikroskop

(Krystalle von rhombischen Prismen, bisweilen nadelförmig) leicht erkennen.

Bei Gesunden findet man reichliche Ausscheidungen von Hippursäure nach reichlichem Obstgenuss; diese Ursache kann natürlich auch bei Kranken obwalten. Ausserdem kann jedoch ein reichlicher Hippursäuregehalt des Urins auch durch krankhafte Veränderungen des Stoffwechsels bedingt sein. Man hat einen solchen im sauren Fieberurin, ferner bei Diabetes, Chorea etc. gefunden.

3) Sedimente von phosphorsaurem Kalk und phosphorsaurer Ammoniak-Magnesia (Tripelphosphat). Meist kommen diese beiden Verbindungen gleichzeitig im Urin vor. In einem stark sauren Urin können sie sich nicht bilden; sie erscheinen nur in einem schwach sauren, neutralen oder alkalischen Urin.

Die Phosphate (phosphorsauren Erden, Erdphosphate) finden sich sehr häufig als Harnsediment und zwar vorzugsweise bei chronischen Krankheiten (im Gegensatz zu den Uraten) und im alkalischen Urin, in welch letzterem sie nie fehlen.

Der phosphorsaure Kalk ist häufig, namentlich in schwach saurem Urin, nur durch Kohlensäure gelöst und scheidet sich beim Kochen dann sofort in weisslichen Flocken ab, welche sich unter Zusatz von Säuren (selbst Essigsäure) wieder auflösen.

Der phosphorsaure Kalk erscheint unter dem Mikroskop meist amorph und nur bisweilen krystallinisch, bald isolirte, bald aggregirte, nadelförmige, oft im rechten Winkel sich kreuzende Krystalle darstellend.

Die phosphorsaure Ammoniak-Magnesia findet sich als Sediment im normalen Urin nicht, wohl aber bei Blasen- (und Rückenmarks-) leiden oft in grosser Menge. Sie ist in Essigsäure löslich und unterscheidet sich dadurch vom oxalsauren Kalk.

Das Tripelphosphat ist immer krystallinisch, meist einem Sargdeckel ähnliche Krystalle darstellend.

Sind Phosphate und Urate gleichzeitig in einem Urinsediment vorhanden, dann lösen sich beim Erwärmen des Urins die harnsauren Salze mit Leichtigkeit auf, während die Phosphate selbst in der Siedehitze ungelöst bleiben.

Das Vorhandensein von Erdphosphaten im Urin zeigt die alkalische Beschaffenheit desselben an. Ist die Anwesenheit von Erdphosphaten im Urin eine länger dauernde, dann kann sie bedingt sein: 1) durch eine Harnstoffzersetzung innerhalb der Harnwege; 2) durch den anhaltenden Gebrauch von Alkalien (kaustischen, kohlensauren, pflanzensauren); 3) durch Veränderungen des Stoffwechsels (mangelhafte Ernährung, Anämie und Chlorose, Schwächezustände).

Enthält längere Zeit hindurch der frischgelassene Urin ein (also schon innerhalb der Harnwege gebildetes) Sediment von Erdphosphaten, dann ist die Entstehung von Blasensteinen zu befürchten.

4) Sedimente von oxalsaurem Kalk (Kalkoxalat). Der oxalsaure Kalk kommt zwar bei gleichzeitig vorhandenem saurem phosphorsaurem Natron im Urin gelöst in demselben vor, häufiger jedoch erscheint er in Verbindung mit Sedimenten von Harnsäure und harnsauren Salzen als Harnsediment, und zwar unter dem Mikroskope in der Form kleiner, glänzender, das Licht scharf brechender, scharfkantiger Quadratoktaëder (Briefcouvertform).

Manche Speisen aus dem Pflanzenreiche (Sauerklee, Sauerampfer etc.), sowie manche Arzneimittel (Radix Rhei, Gentianae, Saponariae etc.) enthalten Oxalsäure und oxalsauren Kalk. Auf diese Weise in den Organismus gelangt, wird die Oxalsäure ganz oder zum Theil als Kalkoxalat durch den Urin wieder ausgeschieden. Häufig entsteht aber die Oxalsäure als Nebenprodukt bei Oxydation der Harnsäure, des Kreatinins, Leucins, ferner bei unvollkommener Oxydation von Zucker, Stärke und pflanzensauren Salzen, und wahrscheinlich aus einfach- und doppeltkohlensauren Alkalien dadurch, dass diesen ein Theil ihres Sauerstoffs durch einen Reductionsprocess entzogen wird (so nach Genuss von Champagner, Selterwasser). Als Ursachen der längere Zeit anhaltenden reichlichen Ausscheidung von Kalkoxalat im Urin gelten: Respirationsstörungen mit verminderter Sauerstoffaufnahme, übermässiger Genuss von Zucker, von moussirenden Weine und Bieren, sowie der innerliche

Gebrauch von doppeltkohlensauren und organischsauren Alkalien.

Enthält der Urin wochen- oder gar monatelang grössere Mengen von oxalsaurem Kalk, dann ist die Annahme einer sogenannten oxalsauren Diathese (Oxalurie) gerechtfertigt, welche insofern wichtig ist, als die Anwesenheit von Oxalsäure in reichlicher Menge im Organismus gefährliche Folgen auf denselben (Herz und Nervensystem, sowie Bildung von Steinen aus oxalsaurem Kalk in den Nieren oder der Blase) haben kann.

Spuren von oxalsaurem Kalk, auch reichlichere Mengen desselben im Urin, aber vorübergehend, beobachtet man öfters bei verschiedenen acuten und chronischen Krankheiten (Lungenemphysem, Rhachitis, epileptische Krämpfe, Reconvalescenz von Typhus).

5) Sedimente von Cystin und von Xanthin im Urin verdienen nur als Ursachen der Bildung von Harnsteinen eine Beachtung.

6) Sedimente von Tyrosin, meist in Verbindung mit Leucin, im Urin, bei reichlicher Menge ein massenhaftes Zerfallen der Proteïnsubstanzen andeutend, werden vorzugsweise bei acuter Leberatrophie, Gangrän, sowie manchmal bei Leukämie, Typhus, Pocken vermehrt gefunden.

Qualitative Bestimmung der Urinbestandtheile.

## §. 94. Qualitative Bestimmung der hauptsächlichsten Bestandtheile des Urins.

Bevor man zur qualitativen Bestimmung der Urinbestandtheile schreitet, hat man Folgendes zu berücksichtigen:

1) die Menge des in 24 Stunden entleerten Urins, welche mehr oder minder bedeutend vermehrt (Diabetes) oder auffallend vermindert (hydropische Affectionen während ihrer Zunahme, Cholera, Urämie) sein kann.

2) Das specifische Gewicht des Urins, welches unter normalen Verhältnissen mit der Harnmenge in innigem Zusammenhange steht und im Mittel $1{,}_{020}$ beträgt, ist

vermittelst des Heller'schen Urometers zu bestimmen. Unter gewöhnlichen Verhältnissen steht das spec. Gewicht in geradem Gegensatz zur Urinmenge; ist diese z. B. durch Getränke vermehrt, so fällt das spec. Gewicht und umgekehrt, in Folge des relativ vermehrten oder verminderten Gehalts an festen Bestandtheilen. — Eine Vermehrung des spec. Gewichts bei vermehrter Urinmenge beobachtet man bei Diabetes in Folge des Zuckergehalts des Urins. Eiweiss im Urin übt dagegen kaum einen merklichen Einfluss auf das spec. Gewicht aus.

3) Die Farbe des Urins. Die Farbe des normalen Urins ist bernstein-, wein- oder rothgelb.

Um die Farbe des Urins richtig beurtheilen zu können, muss derselbe in einem rein weissen Glasgefäss oder in einem weissen Porcellantopf betrachtet werden, nachdem etwa vorhandene Trübungen vorher beseitigt worden sind.

Kirsch- oder purpurroth ist der Harn nach Santoningebrauch, wenn er alkalisch ist, oder der saure gelbe Santoninharn wird nach Zusatz von Aetzkali kirsch- oder purpurroth.

Nach Gebrauch von Rheum (Chrysophansäure) und von Senna kann der Urin bräunlich und selbst tiefblutroth sein, wird aber durch Zusatz von Mineralsäuren heller, lichtgelb, während blutiger Urin durch genannte Säuren nicht aufgehellt, vielmehr dunkler wird.

Nach dem äusserlichen oder innerlichen Gebrauche der Carbolsäure nimmt der Urin bisweilen eine schwärzliche Farbe an.

4) Der Geruch des Urins ist im Ganzen ohne Bedeutung. Wird er aber schon nach Ammoniak riechend entleert, so kann man ein primäres oder secundäres katarrhalisches oder entzündliches Leiden der Blasenschleimhaut annehmen. Bei Erkrankung der ganzen Nierensubstanz (interstitielle Nephritis, Amyloidniere, Atrophie) sollen die nach dem Einnehmen von Terpentin, Copaivbalsam etc. im Harn gewöhnlich auf-

tretenden Riechstoffe nicht in denselben übergehen (Ziegler).

5) Die **Reaction** des Urins ist bekanntlich sauer und nimmt diese saure Reaction sehr oft, besonders wenn der Urin harnsaure Salze abscheidet, noch einige Zeit nach der Entleerung zu. Bedingt wird die saure Reaction in einzelnen Fällen durch wirklich freie Säuren (Milch-, Kohlen-, Harnsäure) oder durch saure Salze.

Die alkalische Reaction des Urins wird bedingt durch kohlensaures Ammoniak in Folge Zersetzung des Urins, oder durch fixe Alkalicarbonate.

Zur Prüfung der Reaction des Urins darf kein sehr stark geröthetes Lackmuspapier verwendet werden. Nicht selten färbt derselbe Urin das rothe Lackmuspapier schwach blau und das blaue schwach roth (amphotere Reaction).

Bei alkalischer Reaction des Urins hat man zu untersuchen, ob dieselbe durch Ammoniak oder ein fixes Alkali bedingt ist. Wird das durch Eintauchen in den Urin blaugefärbt gewordene Lackmuspapier einige Zeit nach dem Trocknen wieder roth, dann ist die alkalische Reaction durch Ammoniak bedingt, welches sich beim Trocknen verflüchtigt hat. — Ein anderes Verfahren ist folgendes: Man dampft etwa zehn Tropfen des alkalischen Urins in einem Uhrglas rasch ein, wodurch das etwa vorhandene kohlensaure Ammoniak ausgetrieben wird. Ist die betreffende Urinmenge bis auf etwa zwei Tropfen eingedampft, so wird dieselbe dann entschieden sauer reagiren, wenn die vorherige alkalische Reaction nur durch Ammoniak bedingt war, dagegen noch alkalisch reagiren, wenn ein fixes Alkali die Ursache der alkalischen Reaction war.

**Kurze chemische Untersuchung.** §. 95. Um bei der Krankenuntersuchung einen raschen Ueberblick über die Beschaffenheit des Urins zu gewinnen, prüft man zunächst dessen Reaction, dann kocht man ihn.

War der Urin sauer und trübe, und hellt sich die Trübung durch Erwärmen auf, so sind Urate die Ursache der Trübung.

War der Urin anfangs hell und trübt sich beim Kochen, dann enthält er Phosphate oder Eiweiss. Sind Phosphate vorhanden, so verschwindet die Trübung nach Zusatz von Salpetersäure; ist dagegen die Trübung durch Eiweiss bedingt, so wird diese durch Zusatz von Salpetersäure nicht alterirt oder sogar stärker.

War der Urin trübe und bleibt es beim Erwärmen auch nach Zusatz von Salpetersäure, so ist Schleim, Eiter zu vermuthen.

Hierauf kann man zur Aufsuchung von andern Stoffen schreiten, deren Vorhandensein nach den übrigen Krankheitssymptomen sich vermuthen lässt.

Die pathologischen Bestandtheile des Urins sind oben angegeben worden.

**§. 96.** Von entscheidendem Werth für die Diagnose und Prognose und daher qualitativ nachzuweisen sind: Eiweiss, Zucker (Inosit kommt nur sehr selten im Urin vor), Leucin und Tyrosin, Gallenfarbstoffe, Gallensäuren, oxalsaurer Kalk, ferner Kochsalz, Harnstoff und Harnsäure. Die Quantität wird bei der Probe meist abgeschätzt. Specielle chemische Untersuchung.

1) Eiweiss. Will man ganz sicher sein, ob ein Urin Eiweiss enthält oder nicht, so verfährt man auf folgende Weise:

a) Man setzt dem filtrirten Urin Salpetersäure zu, wodurch bei Gegenwart von Eiweiss eine intensive weisse Trübung (Acidalbumin, welches sich durch seine Löslichkeit in viel Wasser charakterisirt) entsteht. Ist aber nur wenig Eiweiss im Urin vorhanden, so kann die geringe Trübung übersehen werden, oder aber die bewirkte Trübung kann von andern vorhandenen Stoffen (z. B. von harnsauren Salzen) abhängen und einen Eiweissgehalt vortäuschen. Die durch harnsaure Salze entstandene Trübung jedoch wird durch Erhitzen wieder verschwinden.

b) Man kocht etwas filtrirten Urin, wodurch bei starkem Eiweissgehalt eine flockige Gerinnung, bei geringem dagegen nur eine Trübung entsteht. Um durch eine möglicherweise in Folge von vorhandenen phosphorsauren Erden beim Kochen enstehende Trübung nicht getäuscht zu werden, muss man zu der trübe gewordenen Probe nach dem Erkalten etwas Salpetersäure zusetzen und umschütteln, wodurch die durch phosphorsaure Erden bedingte Trübung wieder verschwindet, die durch Eiweiss bedingte aber nicht.

Da das Eiweiss sowohl in alkalischem als auch in stark saurem Urin durch Kochen nicht coagulirt, so muss man vor dem Kochen die Reaction des Urins prüfen und alkalischen Urin zuvor vorsichtig mit Essigsäure, stark sauren dagegen mit Ammoniak neutralisiren.

Nach dem Kochen lässt man die weissen Eiweissflocken sich auf dem Boden des Probirgläschens absetzen. Die Höhe dieses Bodensatzes nach 24stündigem Stehen vergleicht man mit der Höhe der ganzen Flüssigkeitssäule. Bei fortlaufenden Beobachtungen kann man auf diese Weise leicht die Zu- oder Abnahme des Eiweisses constatiren.

Sind die Eiweissflocken rothbräunlich, so enthält der Urin Blutfarbstoff; dann stammt das Eiweiss ganz oder theilweise aus dem Serum des im Urin enthaltenen Blutes. Ob nur solches oder auch für sich transsudirtes oder aus Eiterserum stammendes Eiweiss im Urin enthalten ist, lässt sich aus der dunkleren oder helleren Färbung der Eiweissflocken und aus der Untersuchung des Sedimentes entnehmen.

2) Zucker. Die Anwesenheit von Zucker im Urin ist zu vermuthen, wenn die Farbe desselben eine grünlichgelbe ist und zugleich das spec. Gewicht desselben zwischen $1{,}_{028}$ und $1{,}_{050}$ schwankt.

Um den Zucker im Urin nachzuweisen, werden verschiedene Methoden angewendet.

a) Trommer'sche Probe: Von dem von seinem etwaigen Eiweissgehalte befreiten und hierauf mit Thierkohle entfärbten Urin verdünne man 15—20 Tropfen mit 4 — 5 CC. Wasser und setze $^1/_2$ CC. einer Lösung, die man durch Eintröpfeln von gelöstem schwefelsaurem Kupfer in Natronlauge in der Kälte erhalten hat, hinzu. Hierauf erwärme man die Flüssigkeit bis nahe zum Sieden, wonach sich bei Gegenwart von Zucker im Urin an der Oberfläche eine gelbrothe Wolke bildet, welcher bald ohne weiteres Erhitzen eine Abscheidung von gelbem oder rothem Kupferoxydul nachfolgt.

b) Um ganz sicher zu sein, dass die Reduction des Kupferoxyds von der Gegenwart von Zucker und nicht von andern im Urin enthaltenen Körpern (z. B. Harnsäure) herrührt, bereitet man sich noch eine sub a) beschriebene Mischung, welche man ohne jedes Erwärmen 6—10 Stunden bei Seite stellt. Erfolgt während dieser Zeit eine Ausscheidung von Kupferoxydul, so ist die Gegenwart von Harnzucker erwiesen.

c) Böttger'sche Probe: Setzt man einer albuminfreien und entfärbten Urinprobe dasselbe Volumen einer Lösung von kohlensaurem Natron (1 Th krystallisirtes Salz und 3 Th. Wasser) und hierauf eine geringe Menge Bismuthum subnitricum zu und kocht die Mischung eine Zeit lang, dann wird das Wismuthoxyd bei Gegenwart von vielem Harnzucker unter Schwarzfärbung reducirt. Die geringste Schwarz- oder Graufärbung des schneeweissen Wismuthsalzes zeigt die Gegenwart des Harnzuckers an.

d) Heller'sche Kali-Probe: Einen Theil des entfärbten Urins fülle man in ein langes, aber enges Reagensgläschen, setze dann etwas Aetzkalilauge hinzu und erhitze nun nur den oberen Theil der Flüssigkeitssäule zum Kochen. Dieser Theil wird sich bei vorhandenem Zucker gelb bis braunroth färben, während die unterhalb befindliche Flüssigkeit ihre ursprüngliche Färbung behält. Ist als Vorprobe zu machen, weil sehr leicht.

e) Lehmann'sche Probe: Setzt man einer mässigen Menge albuminfreien, diabetischen Urins etwas Hefe zu, so tritt bald, besonders bei einer Temperatur von 15—20°, Gährung und die Entwickelung von Kohlensäure ein.

Sämmtliche Proben sollen für Spuren von Zucker nicht zuverlässig sein, weil auch andere Stoffe diese Reactionen zuweilen geben können (Seegen).

3) Leucin und Tyrosin. Diese beiden vorzugsweise im Urin von an acuter Leberatrophie Leidenden vorkommenden Körper setzen sich oft freiwillig als grüngelbliche, lockere Sedimente ab, welche, auf dem Objectglase verdunstet, unter dem Mikroskope Krystalle von beiden Substanzen zeigen.

Nachdem der etwa eiweisshaltige Urin durch Kochen vom Eiweiss, sowie durch basisch-essigsaures Bleioxyd von den Farb- und Extractivstoffen befreit und filtrirt worden ist, fällt man das überschüssige Blei durch Schwefelwasserstoff und engt die klare Flüssigkeit ein. Nach 24 Stunden ist das Tyrosin ausgeschieden, welches man dann aus heissem Wasser umkrystallisirt. Es bildet dann eine zusammenhängende, schneeweise, seideglänzende Masse, die aus langen, zusammengelagerten Nadeln besteht, welche selbst wieder aus sehr feinen, sternartig gruppirten Nädelchen gebildet sind.

Zur Gewinnung des Leucins behandelt man den Abdampfrückstand zunächst so lange mit kaltem absolutem Alkohol, als dieser noch etwas aufnimmt, und zieht ihn hierauf mit siedendem Alkohol von gewöhnlicher Stärke aus, wobei meistens eine zähe, dunkelbraune, in Wasser lösliche Substanz zurückbleibt, welche den Rest des Tyrosins enthält. Die zuletzt erhaltene alkoholische Lösung scheidet nach dem Verdunsten und längerem Stehen des syrupförmigen Rückstandes das etwa vorhandene Leucin ab, welches unter dem Mikroskope als rundliche, meist gelblich gefärbte, zum Theil concentrisch gestreifte, hier und da auch mit feinen Spitzen besetzte Kugeln erscheint.

4) Gallenstoffe. Sowohl Gallenfarbstoffe (Bilirubin, Biliverdin, Biliprasin, Bilifuscin) als auch Gallensäuren (Cholsäure, Taurocholsäure, Glykocholsäure) kommen bei Icterus, Phosphorvergiftung, acuter Leberatrophie etc. im Urin vor.

Giesst man in ein nach unten spitz zulaufendes Reagensglas etwa 3 Cm. hoch concentrirte, durch Stehen im Licht etwas zersetzte Salpetersäure und überschichtet diese vermittelst einer Pipette mit dem zu prüfenden Urin, so beginnt bei Anwesenheit von Gallenpigment (hauptsächlich Bilirubin) an der Berührungsstelle der beiden Flüssigkeiten ein prächtiges Farbenspiel mit einem schön grünen Ringe, welcher allmälig höher steigt und an seiner unteren Grenze nach und nach einen blauen, violettrothen und endlich gelben Ring zeigt.

Lässt die oben angegebene Methode trotz anscheinend vorhandenen Pigmentes im Stiche, dann stelle man die folgende Probe an: Man fälle den Urin mit Kalkmilch, sammle den Niederschlag, bringe ihn noch feucht in ein Reagensglas, fülle dieses zur Hälfte mit absolutem Alkohol und setze so viel verdünnte Schwefelsäure zu, dass die Mischung nach dem Umschütteln deutlich sauer reagirt. Dann erwärmt man, filtrirt und erhitzt das Filtrat zum Kochen, worauf bei vorhandener überschüssiger Schwefelsäure die grünlichgelbe oder gelblichgrüne Farbe der Flüssigkeit schnell in ein prächtiges Dunkelgrün und bei fortgesetztem Kochen zuweilen ins Dunkelblaue übergeht (Biliprasin).

Kleine Mengen Gallenfarbstoff im Urin erkennt man auch durch Zusatz von Chloroform. Schüttelt man nämlich einen gallehaltigen mit Chloroform vermischten Urin tüchtig um und lässt ihn dann kurze Zeit stehen, so bildet sich ein gelber Bodensatz, welcher nach dem Verdunsten des Chloroforms gelb- bis rubinrothe Krystalle von Gallenfarbstoff anschiessen lässt.

Um Gallensäuren nachzuweisen, versetze man eine geringe Menge albuminfreien Urins mit wenigen Tropfen einer Zuckerlösung und darauf tropfenweise mit $^2/_3$ concentrirter Schwefelsäure, bis die Mischung 50—70° C. warm geworden ist. Bei Anwesenheit irgend einer Gallensäure färbt sich die Mischung prächtig purpurviolett.

5) Oxalsaurer Kalk, welcher bei gleichzeitig im Urin vorhandenem saurem phosphorsaurem Natron gelöst, häufiger jedoch als Sediment mit Epithelien, Schleim und andern Stoffen, namentlich in Verbin-

dung mit Uraten vorkommt (cf. §. 93 sub 4), wird im Sediment am leichtesten durch das Mikroskop und zwar durch bedeutende Vergrösserungen desselben erkannt, unter welchem er als Krystalle in Briefcouvertform (Quadratoktaëder) erscheint.

Vermuthet man in einem sehr sauren Urin die Anwesenheit von gelöstem oxalsaurem Kalk, dann sättigt man die freie Säure fast vollständig und lässt hierauf diesen Urin einige Zeit in einem unten spitz zulaufenden Gläschen stehen. Sobald sich in der Spitze desselben ein Sediment angesammelt hat, giesst man die darüber befindliche Flüssigkeit ab und bringt nun etwas von dem zurückbleibenden Rest auf einem Objectgläschen unter das Mikroskop.

Ganz sicher gelingt der Nachweis von gelöstem oxalsaurem Kalk auf folgende Weise: Man versetzt etwa 500 CC. Urin mit einer Chlorcalciumlösung, übersättigt mit Ammoniak und löst den entstandenen Niederschlag in Essigsäure. Nach 24 Stunden filtrirt man den meist auch Harnsäure enthaltenden Niederschlag, wäscht mit Wasser und übergiesst ihn darauf mit einigen Tropfen Salzsäure. Die Harnsäure bleibt auf dem Filter; der oxalsaure Kalk befindet sich gelöst in dem Filtrat, welches man hierauf in einem Probirgläschen mit 15 CC. Wasser verdünnt, vermittelst einer Pipette mit sehr verdünntem Ammoniak in genügender Menge überschichtet und ruhig stehen lässt. Nach 24 Stunden haben sich die Krystalle von oxalsaurem Kalk am Boden des Gläschens abgesetzt.

6) Kochsalz. Zur Erkennung des Kochsalzes im Urin bedient man sich des salpetersauren Silberoxydes, welches dann einen weissen, käsigen, in Salz- und Salpetersäure unlöslichen Niederschlag von Chlorsilber bildet, oder man dampft den Urin bis zur Syrupsconsistenz ab, aus welcher dann das Kochsalz in Würfeln oder Oktaëdern herauskrystallisirt.

Um die Quantität des Kochsalzes im Urin zu schätzen, wird eiweissfreier Urin zunächst mit etwas Salpetersäure angesäuert, um einen Niederschlag von phosphorsaurem Silberoxyd zu verhüten. Sind Urate im Urin vorhanden, so werden diese durch gelindes Erwärmen gelöst. Setzt man nun einer kleinen Quantität eines derartig hergerichteten Urins in einem Probirgläschen einen, höchstens zwei Tropfen einer Lösung von 1 Theil Silbersalpeter auf 8 Theile destillirtes Wasser zu, so sinkt die zugesetzte salpetersaure Silberoxydlösung unter gewöhnlichen Verhältnissen als ein weisser, käsiger Klumpen von Chlorsilber zu Boden. Schüttelt man hierauf das Gläschen, so theilt sich bei annähernd normalem Kochsalzgehalt des Urins der Klumpen in zusammenhängende, consistente Flöckchen. Je weniger Kochsalz im Urin enthalten ist, desto weniger compact wird der Klumpen und zerfällt beim Schütteln in ein Wölkchen von Molekülen. Enthält der Urin nur ein Minimum von Kochsalz, dann entsteht kaum ein weisses Nebelchen, welches bei leichtem Schütteln dem Auge ganz entschwindet. Aus der grösseren Cohässion des käsigen Niederschlags lässt sich auf vermehrten Kochsalzgehalt schliessen.

Das Verschwinden der Chloride im Urin zeigt einen gefährlichen Status praesens an; die Wiederkehr oder Zunahme derselben verbessert dagegen die Prognose, mag der Status praesens noch so gefährlich aussehen; die Wiederabnahme derselben in der Convalescenz verschlimmert hingegen die Prognose (Heller).

7) Harnstoff. Man dampfe 15—20 Grm. eiweissfreien Urin im Wasserbade bis zur Syrupsconsistenz ein und behandle dann den Rückstand wiederholt so lange mit Alkohol, bis ein Tropfen, auf einem Uhrglase verdampft, keinen Rückstand mehr lässt. Diese alkoholische Lösung des Harnstoffs verdampfe man im Wasserbade, worauf der Harnstoff mehr oder weniger gefärbt zurückbleibt. Den Rückstand löse man in wenigem Wasser auf, bringe einen Tropfen davon auf ein Objectglas, lege in diesen das eine Ende eines kurzen Zwirnfadens, bedecke den Tropfen und die Hälfte des Fadens mit einem Deckgläschen und befeuchte das freie Ende des Zwirnfadens mit einem Tropfen reiner Salpetersäure. Unter dem Mikroskope beobachtet man dann die Bildung von aus salpetersaurem Harnstoff bestehenden Krystallen, welche an-

fangs als rhombische Tafeln oder kurze Prismen auftreten, deren spitze Winkel 82° betragen, sich jedoch allmälig in hexagonale Tafeln oder sechsseitige Prismen umwandeln.

Einen grösseren oder geringeren Harnstoffgehalt des Urins zeigt zur Genüge das Urometer an, da im normalen und in den meisten pathologischen Urinen der Harnstoffgehalt dem specifischen Gewichte sich ziemlich proportional verhält.

8) Harnsäure, In saurer Gährung begriffener Urin setzt häufig die Harnsäure in mehr oder weniger gefärbten Krystallen ab; so findet man namentlich im diabetischen Urin nicht selten nach kurzer Zeit die Harnsäure als rothes, sandiges Krystallpulver am Boden des Gefässes ausgeschieden.

Vermuthet man Harnsäure im Urin, so versetze man etwa 200 CC. desselben mit 5 CC. Salzsäure und lasse die Mischung 18—24 Stunden stehen, nach welcher Zeit die Harnsäure in gefärbten, theils auf der Oberfläche schwimmenden, theils am Boden und an den Wänden des Glases ansitzenden Krystallen ausgeschieden ist. Die abfiltrirten Krystalle löse man in mässig verdünnter Salpetersäure auf, wobei sich Alloxantin bildet; hierauf verdampfe man diese Lösung vorsichtig bis zur Trockne, wodurch sich aus dem Alloxantin zum Theil Alloxan bildet. Lässt man dann auf dieses Gemisch Ammoniak einwirken, so entsteht die prachtvolle purpurrothe Farbe von Murexid, welche durch Zusatz von Aetzkali in Purpurblau übergeht (Murexidprobe).

Unter dem Mikroskope erscheinen die Harnsäurekrystalle zuweilen gefärbt, immer sehr durchsichtig, verschieden gross und in verschiedenen Formen, meist jedoch als glatte vierseitige Tafeln oder sechsseitige Platten von rhombischem Habitus, aus welchen durch Abrundung der stumpfen Winkel spindel- und fassförmige Krystalle entstehen.

Harnsaures Natron erscheint unter dem Mikroskope als prismatische Krystalle, dagegen harnsaures Ammoniak als concentrisch gestreifte, mit feinen Spitzen versehene Kugeln.

Ist die Harnsäure im Urin vermehrt, so schlägt sie sich meist nach einigem Stehen von selbst entweder rein oder in Verbindung mit Natron oder Ammoniak nieder.

Da gewöhnlich Vermehrung und Verminderung von Harnstoff und Harnsäure im kranken und gesunden Zustand Hand in Hand gehen, so kann auch hier das Urometer mit Nutzen verwandt werden.

Die genaue quantitative Bestimmung der normalen und anomalen Urinbestandtheile erfordert umständliche Methoden, welche hier anzugeben zu weit führen würde. Man findet dieselben in Neubauer und Vogel's Anleitung zur qualitativen und quantitativen Analyse des Harns, welchem Werke zum grossen Theile auch das Vorstehende entlehnt ist.

## Anweisung zur Anstellung einer allgemeinen klinischen Krankenuntersuchung.

Verhalten am Krankenbette.

§. 97. Am Krankenbette darf man nie vergessen, dass der zu untersuchende Kranke mit der grössten Humanität behandelt werden muss; denn er besitzt ebenso wie der Gesunde das Gefühl der Kränkung und wird oft noch von körperlichen oder psychischen Schmerzen gequält. Klugheit, Wohlwollen und Zartgefühl müssen sich in dem Arzte wie in dem angehenden Kliniker vereinigen.

Am Krankenbette findet der angehende Kliniker mannichfache Gelegenheit, seine Sinne zu üben und sich über die empfangenen Eindrücke Rechenschaft zu geben, bevor er noch irgend eine Frage an den Kranken selbst richtet. Es sei hier beispielsweise nur an die Fälle erinnert, wo das Sensorium des Kranken getrübt ist, wo die Urtheilskraft suspendirt ist, wie bei Idioten, Geisteskranken u. s. w.; ferner an die Krankheiten, welche sich durch eigenthümliche Gerüche auszeichnen, z. B. Pocken, Lungengangrän u. s. w.

Anamnese.

§. 98. I. Anamnese. — Nachdem der Name, das Alter, das Geschlecht, der Stand, die Beschäftigung des Kranken, das Datum der Aufnahme desselben in das Hospital in dem Krankenjournal eingetragen worden sind, schreite man zunächst zur Anamnese. Man wende sich deshalb an den Kranken selbst oder, wenn nöthig, an Angehörige desselben.

Man erforsche, ob sich der Patient im Allgemeinen einer guten Gesundheit erfreut hat; ob er bisher und in welcher Weise er thätig gewesen ist; ob er an Thätigkeit gewöhnt gewesen ist, ob er stark und robust, oder ob er im Gegentheil schwächlich, verzärtelt und an kräftige

Muskelanstrengungen nicht gewöhnt ist; ob er zunehmend abgemagert ist oder nicht; ob er Kummer, Sorgen, Noth gehabt oder ob er in günstigen Verhältnissen gelebt hat; ob er bisher auf dem Lande oder in der Stadt gelebt hat; ob und welche Kinder- und andere Krankheiten er überstanden hat; ob er einen Fall erlitten, eine Quetschung oder Verwundung sich zugezogen hat; ob er mässig im Geschlechtsgenuss und im Trinken gewesen ist oder nicht; ob schon Anfälle von Delirium tremens vorhanden gewesen sind, wie oft und wann zuletzt.

Man frage den Kranken, ob, wann und wann zuletzt er an Syphilis gelitten hat, ob er Quecksilber bis zur Salivation genommen hat; ferner, ob Scrofulose, Tuberculose, Rheumatismus, Gicht, Krebs oder andere Kachexieen in seiner Familie vorgekommen sind und bei welchen Gliedern derselben.

Bei kranken Frauenspersonen frage man (natürlich mit der grössten Schonung des Zartgefühls), ob sie verheirathet sind oder waren, ob sie bereits Kinder geboren haben, wie viele, und wann die letzte Entbindung stattfand, ob sie ihre Kinder selbst genährt haben; ferner, ob sie abortirt oder Fehlgeburten überstanden haben, wie oft und wann zuletzt; ob sie jetzt schwanger sind oder nicht; wann zuerst die Menstruation eingetreten ist, ob sie regelmässig war oder nicht, wann dieselbe erwartet wird und wann sie sich zuletzt gezeigt hat, wie lange sie jedesmal dauerte, ob die Blutung reichlich oder sparsam, dunkel oder hell gefärbt war, ob geronnene Blutstücken dabei abgingen, ob die Menstruation schmerzhaft war, ob sie bereits aufgehört hat, ob Fluor albus vorhanden ist oder nicht.

Bei Kindern erforsche man, ob sie geimpft sind, ob sie Spitzpocken, Masern, Scharlach, Keuchhusten, Croup, Diphtheritis gehabt haben; ob sie Schwämmchen, Aphthen, Diarrhöe, geschwollene Leiber haben und allgemein abgemagert sind; ob eine Krankheit der Wirbelsäule, der Gelenke, scrofulöse Geschwülste, Narben oder Fistelgänge im Nacken oder am Halse, an den Kiefern, an den Ohren, ob Augenentzündungen, chronische Hautausschläge etc. vorhanden sind.

Erforschung der ersten Symptome.

§. 99. Hierauf erforsche man, in welcher Weise und wann (Tag und Datum womöglich notirend) die ersten Symptome der gegenwartigen Krankheit aufgetreten sind und ob irgend eine Ursache, nachweisbare oder wahrscheinliche, beschuldigt werden kann; ferner, ob die Krankheit mit Fiebererscheinungen, mit Schüttelfrost (Dauer desselben), Schauern, Kältegefühl über den Rücken, Hitze, trockener, heisser Haut oder Schweiss, mit Uebelkeiten, Erbrechen, mit unangenehmen Empfindungen oder Schmerzen und Angstgefühl in der Magengrube, mit plötzlichem oder allmälig eintretendem Appetitverlust, mit Schmerzen im Kopfe, im Rücken, in der Brust, im Unterleib, in der Nierengegend, in den Gelenken, mit allgemeiner Abspannung, Mattigkeit, Gefühl des Zerschlagenseins, Klopfen in den Schläfen mit Verlust des Bewusstseins, Phantasieen oder Delirien, mit Herzklopfen, Herzdrücken (oft wird statt Magenschmerz Herzdrücken angegeben), Athembeklemmung, Husten, mit allgemeinen oder lokalen Schmerzen oder mit Stichen begonnen hat.

Ein negatives Resultat dieser Untersuchung hinsichtlich der ersten Symptome zeigt an, dass die Krankheit weder eine fieberhafte noch eine entzündliche ist.

Erforschung der lokalen Erscheinungen.

§. 100. Ferner erforsche man, welche lokale Erscheinungen zuerst aufgetreten sind und an welchen Theilen des Körpers. Wird Schmerz als erstes Symptom angegeben, dann frage man, von welcher Beschaffenheit derselbe ist (stechend, schneidend, bohrend, klopfend), ob er ein beständiger oder ein in periodischen oder unregelmässigen Zwischenräumen wiederkehrender, einseitiger oder beiderseitiger ist. Bei jedem andern seitens des Patienten geklagten Symptome muss man nach dem Orte und Sitze, nach der Art des Fortschreitens aller solcher Erscheinungen fragen, d. h. welches war zuerst vorhanden, welchen Verlauf nahm es, wann und welches andere Symptom gesellte sich hinzu, welche Stelle wählte es, welchen Verlauf nahm es und wodurch charakterisirte es sich.

Nunmehr bemühe man sich, das Organ zu bestimmen,

auf welches die ersten Symptome zumeist oder unbedingt bezogen werden müssen.

Wenn irgend eine Andeutung über eine früher vorhanden gewesene Krankheit seitens des Kranken gemacht worden ist, so suche man die hauptsächlichsten Symptome und das Organ oder die Organe oder Theile zu erforschen, auf welche sich jene am wahrscheinlichsten beziehen lassen.

§. 101. II. Status praesens. — Allgemeinzustand des Kranken. — Hinsichtlich der Feststellung desselben muss, um Wiederholungen möglichst zu vermeiden, auf das in den §§. 18—25 Gesagte verwiesen werden. Status praesens. Allgemeinzustand.

§. 102. Zustand des Nervensystems. — Ausser dem bereits oben §. 18 in Bezug hierauf Mitgetheilten suche man sich Kenntniss von dem Allgemeingefühl, von der Existenz von Schwindel, Träumen, Delirien, Bewusstlosigkeit, Krämpfen, Lähmungen (Hemi- oder Paraplegie, Paralysis agitans), Zittern zu verschaffen; ferner erforsche man den Zustand der Sinnesorgane (Hören, Sehen, Schmecken, Fühlen, Tasten) und der Sprache; man sehe zu, ob Ptosis eines oder beider Augenlider vorhanden ist. Bei vorhandener Paralyse erforsche man, in welchem Zustand (Flexion oder Extension) sich die Muskeln befinden, sowie ob Anästhesie oder Hyperästhesie vorhanden ist; bei Krämpfen, ob sie tonische oder klonische sind, ob ein tetanischer oder kataleptischer Zustand in irgend einem Theile des Körpers vorhanden ist. Hinsichtlich des Schlafes erforsche man, ob er ruhig oder unruhig und von Träumen gestört, ob er krankhaft vermindert (Schlaflosigkeit — Agrypnia) oder krankhaft gesteigert (Schlafsucht), ob Somnolenz, Sopor, Koma oder Lethargie vorhanden ist. Man sehe zu, ob der Kranke von Hallucinationen gequält wird. Bei vorhandenem Kopfschmerz frage man, ob er ein allgemeiner, oder ob er in der Stirne, dem Vorderkopfe, dem Scheitel oder dem Hinterhaupte lokalisirt ist; ob er ein anhaltender oder ein periodischer, ein oberflächlicher oder tiefer, dumpfer, stechender, klopfender, heftiger oder milder, Zustand des Nervensystems.

einseitiger oder doppelseitiger, mit der Tageszeit sich steigernder ist. Syphilitische Kopfschmerzen exacerbiren in der Nacht.

Bei vorhandenem Schielen bestimme man, ob ein Auge oder beide Augen nach innen, oben oder aussen gerichtet sind. Ferner ergründe man die Reaction der Pupillen, ob sie erweitert oder verengt sind, und ob die Verengerung oder Erweiterung nur eine oder beide Pupillen betrifft.

Endlich stelle man fest, ob der Koth- und Urinabgang ein unfreiwilliger ist oder nicht.

Zustand der Musculatur.

§. 103. Zustand der Musculatur. — Man erforsche, ob die Muskeln kräftig oder mässig entwickelt sind; ob sie normal functioniren, ob sie gelähmt oder paretisch sind; ob Muskelzuckungen, Contracturen vorhanden sind.

Zustand der Gelenke.

§. 104. Zustand der Gelenke. — Man erforsche, ob die Gelenke normal beweglich oder unbeweglich, geschwollen, schmerzhaft sind.

Zustand der Wirbelsäule.

§. 105. Zustand der Wirbelsäule. — Man erforsche, ob die Wirbelsäule gerade oder verkrümmt (nach welcher Richtung) oder vorgebuchtet, ob sie beweglich ist.

Zustand des Kopfes.

§. 106. Zustand des Kopfes. — Man berücksichtige die Haare, deren Farbe, Stärke, Feinheit, Menge; ferner, ob Ausschläge, Geschwülste, Exostosen, rigide Arterien vorhanden sind, sodann das Verhalten der Fontanellen, ferner die Transspiration der Kopfhaut, die Temperatur derselben, der Stirne, der Schläfen.

Bei der Form des Schädels handelt es sich darum, ob er abnorm klein (Mikrocephalie) bei Idioten, oder abnorm gross (Makrocephalie) bei Hydrocephalus, mit gleichzeitig kleinem Gesicht, unvollständigem Verschluss der Fontanellen, und bei Gehirnhypertrophie; ob er ungleich auf beiden Hälften gebildet, ob der Schädel rhachitisch ist (Prominiren der Scheitelbeine und Offenbleiben der Fontanellen).

Man untersuche die Augen, die Nase und die Ohren nach den jetzt gebräuchlichen Methoden.

Ueber das Gesicht vergleiche oben §. 20.

§. 107. Zustand des Halses. — Bei der Untersuchung des Halses achte man auf dessen Länge und Dünnheit (bei Abmagerung und Eingefallensein des obern Theils des Thorax), auf dessen Dicke und Kürze (bei Emphysem, Herzkrankheiten, Neigung zu Apoplexie), auf etwa vorhandene Geschwülste (Struma, geschwollene Drüsen, Infiltration des subcutanen Zellgewebes) und auf die Beschaffenheit der Blutgefässe. Man auscultire die Carotiden und die Vena jugularis interna dextra (Venengeräusch). Man sehe zu, ob die Nackenmuskeln contrahirt sind (Meningitis). — Man untersuche den Kehlkopf äusserlich und durch laryngoskopische Spiegel innerlich. Zustand des Halses.

§. 108. Zustand des Herzens und anderer Allgemeinerscheinungen der Circulation. — In den §§. 25, 50, 51, 52 und 55 ist bereits das Nöthige über den Puls und die Töne und Geräusche in den Arterien und Venen angegeben worden. Es erübrigt noch, das die Untersuchung des Herzens Betreffende zu besprechen. Zustand des Herzens und anderer Allgemeinerscheinungen der Circulation.

Der mit der Systole des Herzens zusammenfallende Herzstoss wird im Normalzustand im fünften linken Intercostalraume und zwar 1—$1^1/_2$ Zoll nach rechts von der Papillarlinie beobachtet.

Der Herzstoss ist nach rechts gerückt bei der Dextrocardie, bei Verdrängung des Herzens nach rechts in Folge linksseitiger Pleuritis und linksseitigen Pneumothorax, ferner in Folge einer geheilten rechtsseitigen Pleuritis mit Einziehung des Thorax, endlich bei Hypertrophie des rechten Ventrikels, daher fast constant bei hochgradigem Emphysem.

Der Herzstoss ist nach links gerückt in Folge von Verschiebung des Herzens nach links durch Pleuritis und Pneumothorax rechterseits, bei Hypertrophie des linken Ventrikels, bei Exsudaten im Herzbeutel, meistens bei Aneurysmen der Aorta ascendens und bei Mediastingeschwülsten.

Der Herzstoss wird nach oben (selbst bis in den

3. oder 2. linken Intercostalraum) gerückt durch die Ausdehnung des Bauchraums (Meteorismus des Magens und der Gedärme, Peritonitis, Schwangerschaft, Ascites, Leber- und Milzvergrösserung, Geschwülste) oder durch Verkleinerung des linken Thoraxraums in Folge von Schrumpfung der linken Lunge oder Einziehung nach linksseitiger Pleuritis.

Der Herzstoss wird nach unten gerückt durch Herabdrängung des Zwerchfells bei Emphysem, bei pleuritischem Exsudat, bei grösserem und längere Zeit bestehendem flüssigen Pericardialexsudat; ferner beobachtet man den Herzstoss an einer tieferen Stelle (selbst bis zur 8. Rippe) bei bedeutender Hypertrophie des linken Ventrikels und zuweilen bei einem Aneurysma der Aorta.

Hinsichtlich der Abweichungen im Rhythmus des Herzstosses ist zu erwähnen, dass man mitunter anstatt des einfachen Herzstosses einen doppelten (systolischen und diastolischen) besonders bei hypertrophirtem Herzen beobachtet.

Bei Verwachsungen des Herzens mit dem Herzbeutel beobachtet man häufig anstatt der systolischen Erhebung des betreffenden Intercostalraums eine Einziehung desselben.

Der Herzstoss ist verstärkt und dann meist zugleich verbreitert bei den verschiedenartigsten krankhaften Zuständen, welche nicht blos im Herzen, sondern auch in den übrigen Organen der Brusthöhle lokalisirt sind; so bei Entzündung und Hypertrophie des Herzens und des Herzbeutels (jedoch nur bei beginnender Pericarditis, da bedeutendes pericardiales Exsudat den Herzstoss verdeckt — abschwächt), bei Circulationshindernissen in den grösseren Arterien und bei Erkrankungen der Lunge und Pleura (Pneumonie, Tuberculose, Pleuritis), ferner bei körperlicher oder psychischer Aufregung, bei Hysterie, Epilepsie, Tetanus etc.

Der geschwächte Herztoss wird beobachtet bei dicken Thoraxwänden in Folge starker Musculatur, bedeutender Fettablagerung oder hydropischer Ergüsse, bei schwachen Herzcontractionen in Folge von Herzmuskeldesorganisationen (bei Atrophie, fettiger Degeneration des Herzens, bei Dilatation mit Verdünnung der Herzwände), bei bedeutendem pericardialen Exsudate, bei Verwachsungen des Herzens mit dem Herzbeutel, sowie endlich, wenn sich zwischen Herz und Brustwand emphysematöse Lungenpartieen oder kleine pleuritische Exsudate drängen.

Mit Hülfe des Stethoskopes erkennt man den Rhythmus, den Sitz, die Ausbreitung, die Intensität und das Timbre der Herztöne; hiervon jedoch später bei der Auscultation des Herzens.

**§. 109.** Zustand der Respiration. — Alles hierüber Nöthige siehe oben in §. 21. Zustand der Respiration.

**§. 110.** Zustand der Haut im Allgemeinen. — Das Nöthige findet sich oben in §. 22 angegeben. Zustand der Haut im Allgemeinen.

**§. 111.** Zustand des Digestionsapparates. Zustand des Digestionsapparates.

a) Bei den Lippen untersuche man, ob sie roth, feucht und natürlich, oder blass, blutleer (bei Blutarmuth, Krampf, Ohnmacht), cyanotisch (bei Störungen im kleinen Kreislauf, bei gestörtem Rückfluss des Blutes vom Kopfe), trocken (vorzugsweise bei acuten fieberhaften und entzündlichen Zuständen), mit Krusten oder einem bräunlichen oder schwärzlichen Belege bedeckt (Typhus etc.), ob sie geschwollen, ob herpetische (bei Intermittens und Pneumonie, nur höchst ausnahmsweise bei Typhus) oder andere Eruptionen vorhanden sind. Man sehe zu, ob sich die Lippen abnorm bewegen, ob der Mund schief steht (bei Lähmungen), offen steht (bei Nasenverstopfung, Schwerhörigkeit, Kieferverrenkung, Lähmung) oder festgeschlossen ist (bei tetanischen Krämpfen), ob Schaum vor dem Munde steht (bei Epilepsie, Eklampsie, Starrkrampf, Apoplexie, Hydrophobie), ob Afterbildungen (Epithelialkrebs) oder syphilitische Affectionen (rhagadenartige Geschwüre in den Mundwinkeln, Kondylome, Infiltrationen) vorhanden sind. Lippen.

b) Zähne. Man untersuche, ob die Zähne des Kranken noch vollzählig vorhanden sind oder nicht, ob sie Zähne.

irgend einen Beleg zeigen, ob sie cariös, scharfkantig sind, ob sie feststehen oder locker sind und ob Quecksilbergebrauch oder Syphilis hierfür die Ursache abgeben; bei Kindern, ob Zähne im Durchbrechen begriffen sind.

Zahnfleisch. c) Zahnfleisch. Man erforsche, ob das Zahnfleisch trocken, glänzend, fest und normal roth, oder ob es blass (Blutarmuth), weich, dunkelroth und aufgelockert (Parulis, Epulis, Soor), von den Zähnen losgelöst ist, blutet (Scorbut, Mercurgebrauch) oder eine serös-purulente Flüssigkeit ergiesst, ob es geschwürig oder schmerzhaft ist, ob es einen schiefergrauen Saum zeigt (Bleidyskrasie), ob es schwammig ist (Scorbut, Mundfäule, Wasserkrebs).

Mundschleimhaut. d) Mundschleimhaut. Man bestimme, ob sie blass oder blutreich, dick oder dünn und atrophisch ist, ferner, ob die Drüsen der Mundschleimhaut geschwellt sind und vorstehen; ob die Speichelsecretion abnorm vermehrt (Ptyalismus in Folge örtlicher Reizung, durch sympathische Erregung bei Magen-, Nerven- und Gehirnaffectionen, Mercurgebrauch) oder abnorm vermindert ist; ob der Speichel normal alkalisch oder abnorm sauer (bei entzündlichen Reizungszuständen der ersten Wege, Katarrh der Magen- und Darmschleimhaut, Magengeschwür etc.) ist, ob er Quecksilber oder Jod enthält, ob Speichelsteine vorhanden sind.

Zunge. e) Zunge. Man untersuche, ob die Zunge leicht, gerade und ruhig herausgestreckt wird oder nach einer Seite (der gelähmten) und nach welcher (bei Hemiplegie nach Apoplexie und Hirnerweichung), ob sie zittert (Hirntorpor), ob sie schwerbeweglich oder gelähmt ist (in Folge einer Affection des Hypoglossus, gewöhnlich central — Gehirn, Medulla oblongata, Schädelbasis —). Man berücksichtige das Volumen der Zunge (hypertrophisch in Folge von Entzündung, bei Cretins), ob sie dick, breit, spitzig, weich, feucht und mit Zahneindrücken an den Seiten versehen ist; ob sie normal oder weiss, gelb, braun, bleifarben, dunkelbraun bis schwärzlich, schmierig belegt ist; ob sie Einrisse oder Geschwüre (namentlich an den Rändern), Bisswunden oder Narben (Epilepsie) zeigt; ob sie blutet oder mit Blut bedeckt ist; ob sie trocken, sehr geröthet ist (Scharlach).

Hartnäckig auf eine bestimmte Stelle der Zunge beschränkte Belege deuten eine partielle Erkrankung der Zungenschleimhaut an.

In prognostischer Beziehung zeigt ein Trockenwerden des Zungenbelegs eine Verschlimmerung an, jedoch nur dann, wenn es feststeht, dass der Kranke nicht mit offenem Munde athmet.

f) Pharynx und Oesophagus. Man untersuche, ob der Kranke leicht und ohne Beschwerde schlucken kann; wenn dies nicht der Fall, wo das Hinderniss liegt, und ob besser flüssige oder feste Substanzen verschluckt werden können. Man erforsche, ob die Schleimhaut des Gaumens, die Gaumensegel und die Uvula geröthet, geschwellt, erschlafft, mit Soor, Aphthen, Pseudomembranen, diphtheritischen Belegen, Geschwüren bedeckt sind; ferner, ob die Tonsillen acut oder chronisch entzündet, hypertrophisch, geschwürig, mit Eiterpunkten, diphtheritischem Belege (vorzugsweise bei Scharlach) bedeckt sind. Man untersuche den Rachen bei niedergedrückter Zunge oder während künstlich hervorgerufenen Gähnens, besonders die hintere Wand desselben, ob sie katarrhalisch, croupös, diphtheritisch, syphilitisch afficirt ist, ob letztere abnorm geschwellt und fluctuirend (Retropharyngealabscess, Spondylarthrocace) ist. Pharynx und Oesophagus.

g) Magen. Man forsche nach, ob Anorexie, Ekel vor Speisen, Uebelkeit, Weichlichsein, Brechneigung, Schmerzen oder Druck und Vollsein in der Magengrube nach den Mahlzeiten, periodisches oder gelegentliches Erbrechen von Speise und Getränk, und wenn constant Erbrechen vorhanden, ob dasselbe unmittelbar oder ein, zwei oder mehr Stunden nach der Mahlzeit erfolgt (Magenkatarrh, Magengeschwür, Magenkrebs); ob saures Aufstossen (Py- Magen.

rosis), Geschmack nach faulen Eiern, Erbrechen von saurer oder alkalischer wässeriger Flüssigkeit vorhanden ist; ob helle oder trübe, dicke, schaumige oder bräunliche Massen jüngst oder früher, ob blutrothe Flüssigkeit, mehr oder minder verändertes Blut, mit oder ohne Coagula, kürzlich erbrochen wurde (Magengeschwür); ob sich Sarcine, Galle, Zucker (Diabetes), Harnstoff, kohlensaures Ammoniak (Urämie, typhoides Stadium der Cholera), Eiter, Jauche, Gallensteine, Hydatiden, Spulwürmer im Erbrochenen befinden; ob Kothbrechen (bei eingeklemmten Brüchen, Volvulus, Intussusception etc.) vorhanden ist. Bei jedem plötzlichen und öfter sich wiederholenden Erbrechen bisher Gesunder muss man an eine Vergiftung, Schwangerschaft, Brucheinklemmung denken.

Darmkanal.

h) Darmkanal. Man untersuche, ob der Unterleib eingezogen, flach oder vorgewölbt, schmerzhaft, fest oder tympanitisch aufgetrieben, oder weich, nachgiebig ist; ob die Gedärme mit Koth angefüllt sind oder nicht; ob Ileocöcalgeräusche hörbar sind; ob habituelle Verstopfung vorhanden ist oder täglich der Koth entleert wird; ob die Entleerungen fest, geballt, thonig, geschmeidig, häufig, wässerig, reiswasserähnlich (Cholera), diarrhöisch sind; ob die Faeces braun, hellgelb, blass, grün, schwarz, blutig gefärbt sind; ob den Entleerungen Schmerzen, Kneipen, Kollern vorhergingen und an welcher Stelle des Unterleibes sie auftraten; ob häufiger Stuhldrang (Tenesmus) vorhanden ist; ob den Entleerungen Schleim, Blut, Eiter, Schleimhautfetzen, unverdaute Speisereste, Würmer beigemischt sind; ob der Stuhlgang freiwillig oder unwillkürlich erfolgt.

Zustand des uropoëtischen Systems.

§. 112. Zustand des uropoëtischen Systems. — Die normale Menge des Urins beträgt in 24 Stunden durchschnittlich 1200—1400 CCm. Man erforsche demnach, ob die Urinsecretion dauernd oder vorübergehend vermehrt oder vermindert oder gänzlich aufgehoben ist; man untersuche das specifische Gewicht des Urins, welches im Normalzustand zwischen 1005 bis höchstens 1,030 schwankt, beim Diabetes mellitus bis zu 1,040 und mehr steigt und beim Diabetes insipidus bis 1,002 und selbst noch tiefer sinkt. Man bestimme die Farbe des Urins, welche vom fast Farblosen bis zum Rothen und Rothbraunen wechselt; ob der Urin durch Blutfarbstoff hellroth oder dunkelgrauroth, selbst schwarz, durch Gallenfarbstoff bräunlich oder schwarzbraun, durch Uroglaucin blau gefärbt ist. Man sehe zu, ob der Urin schaumig ist oder nicht.

Da der normale (durchsichtige, bernstein-, wein- oder rothgelbe) Urin eine saure Reaction (färbt blaues Lackmuspapier roth) zeigt, so untersuche man, ob derselbe sauer, alkalisch (rothes Lackmuspapier wird durch alkalischen Urin blau gefärbt) oder neutral ist, in welchem letzteren Falle er weder die Farbe des rothen noch die des blauen Lackmuspapiers verändert.

Ferner untersuche man, ob der Urin hell oder trübe entleert wird, ob er im ersteren Falle nach längerem Stehen eine Wolke (Schleim) oder dichtere Sedimente am Boden des Gefässes absetzt; ob das Sediment organischer Natur (Schleim, Epithelien, Blut, Krebs- oder Tuberkelmasse, Harncylinder, Spermatozoën, Infusorien, Pilze) oder ein anorganisches, ob es ziegelmehlartig, weisslich und opalescirend, bräunlich, dunkelroth, blutroth, röthlich ist; ob das Sediment oder der helle, durchsichtige Urin Harngries enthält; ob der Urin beim Kochen mit und ohne Zusatz von Salpetersäure einen flockigen Niederschlag bildet.

Man suche zu erfahren, ob der Urin in einem Strahle oder getheilt, spiralförmig gewunden, ob ununterbrochen oder in Absätzen, mit oder ohne Pressen entleert wird; ob der Durchgang des Urins durch die Harnröhre daselbst Schmerzen veranlasst oder nicht; ob öfterer Drang zum Urinlassen besteht; ob Stricturen, ob beim Urinlassen gleichzeitig Stuhldrang vorhanden ist.

Ferner ergründe man, ob Nierenschmerzen vorhanden sind, ob die Schmerzen längs der Ureteren verlaufen, sowie ob die Blase leer oder voll und durch Urin ausgedehnt ist (sie kann bis zum Nabel steigen).

Zustand der Brusthöhle und deren Organe.

§. 113. Zustand der Brusthöhle und deren Organe. — Nachdem man sich in der bisher angegebenen Weise einen Ueberblick über den Zustand des Kranken verschafft hat, muss man sich nunmehr zur genauen Exploration der grossen Höhlen und der in diesen befindlichen Organe wenden, um zu bestimmen, ob irgend eine physikalische Veränderung in denselben, d. i. eine organische Krankheit sich nachweisen lässt oder nicht. Und zuerst richte man seine Aufmerksamkeit auf die Brusthöhle und die Organe derselben. Um eine möglichst genaue Untersuchung derselben vornehmen zu können, muss man die Brust, in verschiedene Regionen eingetheilt, untersuchen.

Die verschiedenen Regionen der Brust.

§. 114. Man unterscheidet am Brustkasten gewöhnlich folgende Regionen: 1) die vordere, 2) die seitliche und 3) die hintere Tnoraxfläche. An der vorderen Thoraxfläche unterscheidet man wieder die Suprasternalgegend, die obere und untere Sternalgegend, die Supra- und Infraclaviculargegend und die Brustdrüsengegend. Man denkt sich ferner die vordere Thoraxfläche durch sieben senkrechte Linien, die Sternal-, die rechte und die linke Parasternal-, die rechte und die linke Papillar- und die vordere Axillarlinie beiderseits in verschiedene Regionen getheilt. An den seitlichen Thoraxflächen (durch die vordere und die hintere Axillarlinie jeder Seite begrenzt) unterscheidet man die obere und die untere Axillargegend. Die hintere Thoraxfläche theilt man in die Supra- und Infraspinal- oder die Scapulargegend und in die Infrascapulargegend. Der Raum zwischen den Schulterblättern heisst die Interscapulargegend, der unterhalb derselben gelegene Raum die Dorsalgegend. Man muss wissen, welche Organe der Brusthöhle im Normalzustand diesen Gegenden entsprechen, und welche Ergebnisse die Percussion und Auscultation daselbst im Normalzustand ergeben.

Suprasternalgegend.

§. 115. Die Suprasternalgegend entspricht der Trachea; unter gewissen, nicht nothwendig krankhaften Verhältnissen kann man den Aortenbogen im Jugulum pulsiren sehen und fühlen, doch deutet das Pulsiren der

Aorta im Jugulum zumeist auf eine bedeutende Rigidität (nicht auf ein Aneurysma) derselben. Im vollkommen normalen Zustande aber ist in der Suprasternalgegend weder Lungengewebe vorhanden, noch irgend eine Arterienpulsation wahrnehmbar. Der Percussionston der Trachea ist hell und eigenthümlich resonirend, tracheal. Bei der Auscultation derselben hört man lautes Blasen (Trachealathmen) bei der In- und Exspiration.

Die obere Sternalgegend.

§. 116. Die obere Sternalgegend bedeckt die linke Vena anonyma und einen Theil der rechten (die Vena cava superior verläuft an ihrem rechten Rande), den aufsteigenden und transversalen Theil des Aortenbogens, die Trachea und ihre Bifurcation (nebst zahlreichen Bronchialdrüsen) in gleicher Höhe mit der 2. Rippe, einen Theil des rechten Herzohres, die Reste der Thymusdrüse, den oberen Theil des Mediastinum anticum. Percussionston: voll, etwas gedämpft. Bei der Auscultation hört man die beiden Töne in der Aorta ascendens.

Die untere Sternalgegend.

§. 117. Die untere Sternalgegend bedeckt die rechte Herzhälfte, einen Theil der Leber, welcher vom Herzbeutel und Herzen nur durch das Zwerchfell getrennt ist, und endlich gelegentlich auch einen Theil des Magens, wenn derselbe angefüllt oder aufgetrieben ist. Percussionston: von oben nach unten an Helligkeit abnehmend, nach links hin leerer Herzton und darunter Leberton.

Die Supraclaviculargegenden.

§. 118. In den beiden Supraclaviculargegenden befinden sich die Lungenspitzen, welche die Schlüsselbeine nach oben um mehrere Centimeter (und rechts meist etwas mehr als links) überragen, ferner Theile der Artt. carotis und subclavia und der Venae jugularis und subclavia. Percussionston: voll, hell, nichttympanitisch. Deutliches vesiculäres Inspirationsgeräusch.

Die Claviculargegenden.

§. 119. Die Claviculargegend bedeckt einen Streifen Lungensubstanz von ungefähr 2 Cm. Breite. Das rechte Sternoclaviculargelenk bedeckt die Bifurcation der Art. anonyma. Linkerseits steigen die Carotis und die Art. subclavia senkrecht hinter dem Knochen in die Höhe, worauf sich die Art. subclavia hinter dem mittleren Drittel des Schlüsselbeins nach unten und aussen wendet. Percussionston: hell, voll und eigenthümlich resonirend.

Die Infraclaviculargegend.

§. 120. Die Infraclaviculargegend bedeckt auf beiden Seiten den oberen Lungenlappen. Im 2. Intercostalraume nahe dem rechten Sternalrande hört man die Aortentöne, nahe dem linken Sternalrande die Pulmonalarterientöne. Percussionston: voll, hell, nichttympanitisch.

Rechte Brustdrüsengegend.

§. 121. In der rechten Papillarlinie reicht der volle, helle, nichttympanitische Percussionston der Lunge bis zur 6. Rippe hinab, wo der leere Ton der Leber beginnt, welcher überhaupt die Lunge nach unten begrenzt. Vesiculäres Inspirationsgeräusch.

Linke Brustdrüsengegend.

§. 122. Auf der linken Thoraxhälfte reicht der volle, helle, nichttympanitische Percussionston der Lunge zwischen der Parasternal- und Papillarlinie nur bis zum 4. Rippenknorpel hinab, wo der dumpfe, leere Ton des Herzens beginnt; letzterer reicht abwärts bis zum Herzstosse (zwischen 5. und 6. Rippe), wo er an den leeren Leberton grenzt. Zwischen der Papillar- und vorderen Axillarlinie reicht die Lunge mit ihrem vollen, nichttympanitischen Percussionston bis gegen die 7. Rippe zum tympanitischen Magentone.

Die Axillargegenden.

§. 123. In der durch die vordere und hintere Axillarlinie seitlich begrenzten Axillargegend reicht die Lunge beiderseits bis zur 7. Rippe und wird rechts von der Leber, links von dem Magen begrenzt.

Die Supraspinalgegenden.

§. 124. Die Supraspinalgegenden entsprechen der hinteren Oberfläche der Spitzen der oberen Lungenlappen. Percussionston bei kräftigem Anschlag voll, nichttympanitisch. Vesiculäres Inspirium.

Die Scapulargegenden.

§. 125. Die Scapulargegenden bedecken nur Lungensubstanz. Percussionston: etwas gedämpfterer Lungenton als an der vorderen Thoraxfläche. Inspiration schwächer hörbar.

§. 126. Die Infrascapulargegenden bedecken Lungengewebe, welches nach unten hin sich verdünnt. Der volle, nichttympanitische Lungenton reicht rechts bis zur 9. oder 10. Rippe*), wo der leere Leberton beginnt, links bis zur 9. Rippe hinab, wo der leere Milzton ihn begrenzt. Deutliches vesiculäres Inspirationsgeräusch. Die Infrascapulargegenden.

§. 127. Die Interscapulargegend bedeckt zu beiden Seiten der Wirbelsäule etwas Lungensubstanz, die Luftröhre, Bronchien und die Lungenwurzeln, weiter unten den Oesophagus und die Aorta. Voller, nichttympanitischer Lungenton. Vesiculäres, tracheales und bronchiales Athmungsgeräusch. Die Interscapulargegend.

§. 128. Die Dorsalgegend bedeckt auf beiden Seiten der Wirbelsäule ein wenig Lungensubstanz, welche nach unten von den oberen Enden der Nieren (leerer Ton) begrenzt wird, in der Mittellinie den Oesophagus und die Aorta. Percussionston neben der Wirbelsäule voll, nichttympanitisch. Schwaches vesiculäres Inspirationsgeräusch. Die Dorsalgegend.

§. 129. Lage des Herzens. — Das aussen vom äusseren Blatte des Pericardiums locker umhüllte und vom inneren Blatte desselben überkleidete Herz liegt im normalen Zutande zum Theil hinter dem Sternum, zum Theil hinter den Knorpeln der 4. bis 6. Rippe linkerseits. Der Herzstoss kann in einem oder mehreren Zwischenrippenräumen gefühlt werden, gewöhnlich aber wird er zwischen der 5. und 6. linken Rippe etwa in der Mitte zwischen der linken Brustwarze und dem Processus xiphoideus gefühlt und manchmal selbst gesehen. Lage des Herzens.

Der in dem genannten Zwischenrippenraume fühlbare Herzstoss lässt sich mit einer, höchstens zwei Fingerspitzen völlig bedecken. Nach der Erforschung des Herzstosses bestimme man durch die Percussion zuerst die obere und dann die rechte Grenze des Herzens; denkt man sich dann von den freien Enden beider je eine

*) Wenn man nach Procc. spinos. rechnet, werden die Zahlen selbstverständlich andere.

gerade Linie nach der Stelle des Herzstosses hin gezogen, so ergiebt sich die untere und die linke Grenze des Herzens, d. i. der Umfang desselben, welcher etwa $1\frac{1}{2}$ — 2 Quadratzoll beträgt Der Percussionston des Herzens ist ein leerer. Nach oben und nach aussen geht der leere Herzton in den vollen, nichttympanitischen Lungenton, nach unten und rechts in einen gedämpften tympanitischen Ton (weil hier der linke Leberlappen über den Magen weg liegt) und nach unten und links in den hellen tympanitischen Magenton über. Die wirkliche Grösse des Herzens ist jedoch eine weit erheblichere.

Ist das Herz ganz von Lungengewebe bedeckt, dann ist der leere Herzton durch den Lungenton etwas verdeckt; die Percussion muss alsdann eine stärkere sein.

Wird in der Herzgegend der leere Percussionston in grösserer Ausdehnung wahrnehmbar, dann kann eine Herzvergrösserung, oder ein pericardiales Exsudat, oder ein Aneurysma der Aorta ascendens oder der Art. pulmonalis vorhanden sein.

Bei der Inspiration wird die Herzdämpfung kleiner, bei der Exspiration grösser.

Auscultation des Herzens und der grossen Gefässe.

Will man das Herz auscultiren, dann setze man das Stethoskop zuerst auf die Stelle auf, wo der Herzstoss fühlbar ist, und dann bis gerade hinauf zur 3. linken Rippe; man hört dann die beiden linken Ventrikeltöne (- ⌣, einen systolischen langen und einen diastolischen kurzen). In der Gegend der 4. oder 5. Rippe an oder unter dem linken Sternalrande hört man die beiden rechten Ventrikeltöne (- ⌣). Im linken 2. Intercostalraume nahe dem Sternum hört man die beiden Pulmonalarterientöne (⌣ -) und im 2. rechten Intercostalraume neben dem Sternum die beiden Aortentöne (⌣ -).

Der systolische Ton (resp. Geräusch) ist isochronisch mit dem Arterienpuls, der darauf folgende Ton (resp. Geräusch) ist der diastolische.

Lage der Ostien und Klappen des Herzens

§. 130. Lage der Ostien und Klappen des Herzens. — 1) Ostium venosum sinistrum mit der Mitralklappe: der 4. linke Intercostalraum $1\frac{1}{2}$ — 2″ vom linken Sternalrande. 2) Ostium aorticum mit den

Semilunarklappen: die Gegend über und um die Sternalarticulation der 3. linken Rippe. 3) Aorta ascendens: die Linie zwischen dem Sternalende der 3. linken Rippe und dem Sternalende des 2. rechten Intercostalraums. 4) Ostium pulmonale mit den Semilunarklappen: der 2. linke Intercostalraum am linken Sternalrande. 5) Ostium venosum dextrum mit der Tricuspidalklappe: der 3. linke Intercostalraum dicht am linken Sternalrande bis zur Sternalarticulation der 5. rechten Rippe.

Für die Diagnose der Herzkrankheiten ist es von grösster Wichtigkeit, sich stets an das zu erinnern, was im Herzen während eines Tones geschieht. Das Herz besitzt einen doppelten Klappenapparat, einen an den venösen Ostien (die Atrio-Ventricularklappen — Valvula tricuspidalis, rechts — Valvula mitralis, links) und einen an den arteriellen Ostien (die Semilunarklappen der Aorta und der Lungenarterie).

Die Atrio-Ventricularklappen verhindern bei der Zusammenziehung der Ventrikel das Zurückströmen des Blutes aus den Ventrikeln in die Atrien, die Semilunarklappen dagegen bei der Zusammenziehung der Arterien den Blutrückfluss aus den Arterien in die Ventrikel.

Beide Klappenapparate arbeiten in entgegengesetzter Richtung: während die Atrio-Ventricularklappen sich schliessen, öffnen sich die Semilunarklappen, und umgekehrt.

Beim 1. (systolischen) Ventrikeltone also zieht sich der Ventrikel zusammen, treibt das Blut im rechten Ventrikel gegen die Valvula tricuspidalis und im linken Ventrikel gegen die Valvula mitralis und durch die beiden arteriellen Ostien im linken Ventrikel in die Aorta und im rechten Ventrikel in die Art. pulmonalis.

Beim 2. (diastolischen) Ventrikeltone dehnt sich der Ventrikel aus, das Blut strömt aus dem Vorhof durch das Ostium venosum in den Ventrikel, die Semilunarklappen werden durch den Rückstoss des Arterienblutes in Vibrationen versetzt und verschliessen im rechten Ventrikel das Ostium pulmonale, im linken Ventrikel das Ostium aorticum.

Bei normalem systolischen Ventrikeltone sind die

Valvula tricuspidalis und mitralis, sowie das Ostium pulmonale und aorticum gesund.

Hört man aber statt des 1. Ventrikeltones ein systolisches Geräusch, dann kann im rechten Ventrikel sowohl die Valvula tricuspidalis als auch das Ostium pulmonale, dagegen im linken Ventrikel sowohl die Valvula mitralis als auch das Ostium aorticum krank sein (Insufficienz der Atrio-Ventricularklappen; Stenose des Ostium arteriosum).

Bei normalem diastolischen Ventrikeltone sind die venösen Ostien und die Semilunarklappen gesund.

Hört man aber statt des 2. Ventrikeltones ein diastolisches Geräusch, dann können sowohl die venösen Ostien als auch die Semilunarklappen krank sein (Stenose des Ostium venosum; Insufficienz der Semilunarklappen).

Beim 1. Arterientone fliesst das Blut aus dem Ventrikel durch das Ostium arteriosum in die Arterie.

Beim 2. Arterientone wird das Blut der Arterie, während der Ventrikel in Diastole tritt, gegen die Semilunarklappen getrieben und letztere blähen sich auf.

Bei normalem 1. Arterientone sind die Arterienwand und das Ostium arteriosum gesund.

Hört man aber statt des 1. Arterientones ein Geräusch, dann kann sowohl das Ostium arteriosum (Stenose) als auch die Arterienwand (Rauhigkeit, Verknöcherung) krank sein.

Bei normalem 2. Arterienton sind die Semilunarklappen gesund.

Hört man aber statt des 2. Arterientones ein Geräusch, dann sind die Semilunarklappen krank (insufficient).

Hört man nur im Ventrikel ein systolisches Geräusch, dann ist im rechten Ventrikel die Valvula tricuspidalis, im linken dagegen die Valvula mitralis insufficient.

Hört man nur im Ventrikel ein diastolisches Geräusch, dann ist Stenose des Ostium venosum vorhanden.

Hört man statt des 1. Tones im Ventrikel und in der Arterie ein Geräusch, dann ist im rechten Ventrikel Stenose des Ostium pulmonale und im linken Ventrikel Stenose des Ostium aorticum vorhanden.

Hört man statt des 2. Tones im Ventrikel und in der

Arterie ein Geräusch, dann ist im rechten Ventrikel Insufficienz der Semilunarklappen der Lungenarterie und im linken Ventrikel Insufficienz der Semilunarklappen der Aorta vorhanden.

Zustand der Unterleibshöhle und deren Organe.

§. 131. Zustand der Unterleibshöhle und deren Organe. — Die Unterleibshöhle lässt sich zweckmässig in folgende 9 Regionen eintheilen: Man denke sich 1) auf beiden Seiten des Unterleibs je eine senkrechte Linie von der Mitte des Ligamentum Poupartii bis hinauf zur Brusthöhle und 2) zwei transversale, die eben genannten Linien rechtwinkelig schneidende Linien gezogen, von denen die eine circa $2^1/_2$ Cm. oberhalb des Nabels, die andere von dem rechten Hüftbeinkamme zum linken verläuft. Die auf diese Weise begrenzten Regionen heissen: das Epigastrium (die mittelste der oberen drei Regionen), das rechte und das linke Hypochondrium (zu beiden Seiten des Epigastrium), die Nabelregion (unterhalb des Epigastrium), die rechte und die linke Lendengegend (zu beiden Seiten der Nabelgegend), das Hypogastrium (oberhalb der Schambeinverbindung), die rechte und die linke Hüftbeingegend (zu beiden Seiten des Hypogastrium).

Epigastrium.

§. 132. Dem Epigastrium entsprechen der linke Leberlappen, ein Theil des Magens, der Pylorus, ein Theil des Querdarms, des Duodenum und des Pankreas. Scrobiculum cordis nennt man den schmalen, etwas eingesunkenen Theil des Epigastrium unmittelbar unterhalb des Processus xiphoideus. Daselbst kann der Herzimpuls häufig gesehen und gefühlt werden. Percussionston: über dem linken Leberlappen gedämpft tympanitisch, über dem Magen tympanitisch. Auscultation des Magens: metallischer Klang und amphorischer Wiederhall, wenn Flüssigkeit und Luft im Magen in Bewegung versetzt sind.

Rechtes Hypochondrium.

§. 133. Dem rechten Hypochondrium entspricht der rechte Leberlappen, unter welchem das aufsteigende Colon sich in den Querdarm umschlägt. Percussionston: vollkommen leer; nur da, wo der lufthaltige Darm unter der Leber liegt, gedämpft tympanitisch. Auscultation:

negativ, ausser wenn Flüssigkeit und Gase im Darm sich bewegen.

Linkes Hypochondrium. §. 134. Dem linken Hypochondrium entsprechen die grosse Curvatur des Magens und die Flexura coli sinistra. Percussionston: tympanitisch. Auscultation: metallischer Klang und amphorischer Wiederhall bei Bewegung von Flüssigkeit und Luft im Magen.

Nabelgegend. §. 135. Der Nabelgegend entsprechen ein Theil des Colon transversum, hauptsächlich aber das Jejunum und Theile des Ileum; im unteren Theile der Nabelgegend die vorgewölbten Lumbarwirbelkörper, die Aorta abdominalis bis zu ihrer Theilung an der linken Seite des 4. Lumbarwirbelkörpers, welche bei mageren Subjecten leicht gefühlt werden können. Percussionston: volltympanitisch (wenn die Därme nicht ganz leer sind), hell, kurz, gedämpfttympanitisch (je nach dem Grade der Füllung der Därme mit Luft und Speisen, der Spannung der Bauch- und Darmwand und dem Fettgehalte des Netzes und der Bauchwand). Auscultation: gurgelnde Geräusche (bei Bewegung von Flüssigkeit und Luft im Darm), Reibungsgeräusche während der Athembewegungen (bei Peritonitis), der Ton in der Bauchaorta.

Rechte und linke Lendengegend. §. 136. Der rechten und der linken Lendengegend entsprechen das aufsteigende und das absteigende Colon, sowie die rechte und die linke Niere. Percussionston: gedämpft in dem am weitesten nach aussen gelegenen Abschnitt jeder Lumbargegend; über dem Colon gedämpft oder volltympanitisch (je nach dem Inhalt desselben). Auscultation: negativ, ausser bei Bewegung von Flüssigkeit und Luft im Colon.

Hypogastrium. §. 137. Dem Hypogastrium entsprechen die Blase, das Rectum und bei Frauen der Uterus; meist liegen auch einige Dünndarmschlingen daselbst, ausser wenn die Blase, der Uterus oder die Ovarien sehr vergrössert sind. Percussionston: voll oder gedämpft tympanitisch, je nach dem Inhalt und der Ausdehnung der Eingeweide. Auscultation: negativ, ausser bei Bewegung von Luft und Flüssigkeit im Darm.

§. 138. Der rechten und der linken Hüftbeingegend entsprechen das Coecum und die Flexura sigmoidea coli, sowie Dünndarmschlingen und bei Frauen die Ovarien. Percussionston: gedämpft tympanitisch oder voll tympanitisch, je nach dem Inhalt und der Spannung der Därme. Auscultation wie im §. 136. Rechte und linke Hüftbeingegend.

Die rechte Hüftbeingegend heisst auch Ileocöcalgegend.

§. 139. Allgemeinzustand des Unterleibs. — Man untersuche, ob die Bauchmuskeln ihre normale Spannung haben, ob die Bauchwandungen weich, geschmeidig und nachgiebig sind, oder fest und hart; ob erweiterte und geschlängelte Venen auf der Bauchhaut sichtbar sind; ob der Bauch voll oder leer, aufgetrieben oder eingezogen, eingesunken, ob er gleichförmig kuglig oder stellenweise hervorragend (Nabel verstrichen oder vorgewölbt) oder eingesunken ist; ob die Oberbauchgegend, statt beim Einathmen normal sich vorzuwölben, einsinkt (Lähmung des Zwerchfells); ob das Athmen bei verringerter Bewegung vorzugsweise mit den Bauchmuskeln erfolgt (Respiratio abdominalis); ob pulsatorische Bewegungen sichtbar oder fühlbar sind (abhängig vom Herzen, dann 2 Töne, oder von grösseren Arterien oder Aneurysmen, dann nur 1 Ton oder Geräusch hörbar); ob Darm-, ob Kindesbewegungen sichtbar oder fühlbar sind; ob bei Frauen narbenähnliche Verdünnungen der gerunzelten Bauchhaut (Schwangerschaftsnarben) vorhanden sind; ob er irgendwo schmerzhaft, heiss, trocken, feucht ist; ob irgendwo Zerstörungsprocesse oder abnorme Oeffnungen vorhanden sind; ob er fluctuirend ist (wobei mit den Fingern der einen Hand ein leichter Druck oder kurzer Stoss auf die eine Seite des Bauches ausgeübt wird, während die andere Hand tastend flach an die andere Seite desselben angelegt wird); ob bei Kindern der Bauch bei allgemeiner Abmagerung und Anschwellung der Mesenterialdrüsen dick, aufgetrieben ist; ob er einen tympanitischen, gedämpft tympanitischen oder leeren Percussionston giebt; ob Ausschläge (Roseola) vorhanden sind. Allgemeinzustand des Unterleibs.

Obere Flüssigkeitsgrenze.

§. 140. Bei vorhandener Fluctuation bestimme man durch die Percussion genau die obere Grenze der Flüssigkeit beim Liegen auf dem Rücken, auf der Seite, beim Sitzen, Stehen und ergründe, ob diese Begrenzungslinie bei einem Lagewechsel des Kranken sich ändert.

Unterschied der Zeichen bei Ascites und Hydrops ovarii.

§. 141. Man entscheide, ob bei Frauen die Dämpfung und die Fluctuation von einer Ansammlung von Fluidum in der allgemeinen Peritonäalhöhle oder von einer Ovarialwassersucht abhängen. Beim Ascites ist die Anschwellung vom Anfang an eine gleichmässige und allgemeine, während bei Ovarialwassersucht die Patientin gewöhnlich die Entstehung ihrer Krankheit in einer oder beiden Fossae iliacae beobachtet zu haben angiebt.

Beim Ascites ändert sich bei Lageveränderungen die obere Grenze des Fluidums. In der Rückenlage ergiebt die Flüssigkeit bei nicht sehr grosser Menge nur in den Seiten und im untern Theile des Bauchs einen leeren Ton, welcher nach oben in einer concaven Linie von vollem tympanitischen Ton begrenzt wird, dagegen bei so bedeutender Menge, dass sämmtliche Eingeweide comprimirt oder überdeckt werden, überall einen leeren Ton.

Beim Hydrops ovarii ist der leere Percussionston auf die betreffenden Gegenden beschränkt, ändert seine Stelle nur wenig oder gar nicht bei Lageveränderungen und beschreibt eine convexe Linie. Sobald sich die Geschwulst der Oberfläche genähert hat, beobachtet man nur einen auf einen Theil des Bauchs beschränkten leeren Percussionston, sowie Fluctuation. Ursache ist, weil bei freier Bauchwassersucht das Wasser die tiefsten Stellen der Unterleibshöhle aufsucht.

Lage der Leber.

§. 142. Lage der Leber. — Die Leber liegt hauptsächlich im rechten Hypochondrium und ragt nur mit ihrem linken Lappen bis in das linke Hypochondrium, mehr oder weniger weit bis zur Milz hinüber. Sie giebt in ihrem grössten Theile einen leeren Percussionston, welcher jedoch da, wo der lufthaltige Darm oder Magen darunter liegt (am untern Leberrande und am linken Leberlappen) ein gedämpfttympanitischer wird. Der leere Leberton reicht in der rechten Papillarlinie von dem untern Rande der 6. Rippe bis zum untern Thoraxrand, wird unten vom tympanitischen Darmton, oben dagegen vom nichttympanitischen Lungenton begrenzt. In der Sternallinie reicht der oben leere, unten und nach links gedämpfttympanitische Leberton bis c. $2^1/_2$ Cm. unterhalb der Magengrube und c. 2 Cm. nach links. In der rechten untern Axillargegend reicht der leere Leberton von der Gegend der 7. Rippe (begrenzt vom nichttympanitischen Lungenton) bis zum untern Thoraxrande (begrenzt vom tympanitischen Darmton). Am Rücken reicht der leere Leberton in der Verlängerung des untern Schulterblattwinkels von der rechten 9. oder 10. Rippe bis etwas unter die 12. Rippe hinab und geht ununterbrochen in den leeren Ton der rechten Niere über. Nach oben jedoch ergiebt die Leber nur insoweit, als sie den Rippen dicht anliegt, einen völlig leeren Ton, welcher jedoch da, wo der Rand des untern Lungenlappens über die der Thoraxwand nicht dicht anliegende Leber in einer Ausdehnung von 2—4 Cm. hinwegragt, nach oben ganz allmälig in den vollen nichttympanitischen Lungenton übergeht.

§. 143. Untersuchung der Leber. — Man bedenke, dass die Leber sowohl weiter als in der Norm herabreichen kann (Hypertrophie), als auch herabgedrückt sein kann (durch rechtsseitiges Emphysem, Pleuritis, Pneumothorax), sowie hinaufgedrängt sein kann (durch Exsudate in der Bauchfellhöhle, luftförmige Auftreibung der Gedärme, Geschwülste) und hinaufgezogen sein kann (in Folge Verkleinerung der rechten Lunge). Man sehe zu, ob das rechte Hypochondrium und das Epigastrium stark vorgetrieben sind (Leberhypertrophie, Leberkrebs, Echinococcus) oder nicht; ob die Lebergegend schmerzhaft ist oder war, ob Schmerzen in der rechten Schulter vorhanden sind oder waren. Man untersuche bei durch Anziehen der Beine erschlaffter Bauchwand, ob die Leber bei der mit den Fingern beider Hände bewirkten Palpation unter den untern Thorax- Untersuchung der Leber.

rand hinabragt, ob sich deren Rand umgreifen lässt, ob dieser scharf begrenzt, glatt, abgerundet ist, ob die Leberoberfläche glatt, höckerig oder knotig aufgetrieben ist, ob Fluctuation und Hydatidenschwirren (Leberabscess, Lebercysten) vorhanden sind; ob die Gallenblase oder ein Echinococcussack durch die Bauchdecken durchfühlbar ist; ob die Leber quergefurcht ist (bei Frauen).

Bei sehr magern Personen und erschlafften Bauchdecken kann man den freien Leberrand umgreifen und nicht nur die Gallenblase, sondern auch etwa vorhandene Gallensteine fühlen. Wenn eine isolirte Lebergeschwulst vorhanden ist, untersuche man, ob eine Pulsation derselben wahrnehmbar ist.

Bei vorhandenem rechtsseitigen pleuritischen Exsudat kann die Leber anscheinend vergrössert erscheinen; man berücksichtige dann, ob die obere Dämpfungslinie bei tiefer Inspiration mit der Herabdrängung des Zwerchfells herabsteigt und bei der Exspiration sich wieder erhebt (bei pleuritischem Exsudate bleibt die obere Dämpfungslinie während der In- und Exspiration dieselbe, weil das Zwerchfell sich nicht bewegt). Erstreckt sich bei normaler Lage des untern Leberrandes die Dämpfung nur nach oben, so spricht dies für Veränderungen in der Brusthöhle, da eine vergrösserte Leber sich fast immer zumeist nach abwärts ausdehnt.

Man untersuche, ob der nach unten über den untern Leberrand hinabreichende leere Percussionston durch eine nach unten convexe Linie begrenzt ist (Echinococcussack am untern Theil der Leber; — vergrösserte Gallenblase am äussern Rande des Musc. rectus abdominis); ferner, ob der leere Leberton ganz fehlt (bei Abdrängung der Leber von der Bauchwand durch freie Luft in der Bauchhöhle nach. Darmperforation) oder kleiner ist als in der Norm (bei lufthaltigem, über die Leber gelagertem Colon, bei nach hinten hinabgesunkener Leber).

Die Auscultation über der Leber ergiebt gewöhnlich negative Resultate; nur von den Lungen, dem Magen oder den Gedärmen aus fortgepflanzte Geräusche sind häufig, Reibungsgeräusche dagegen gelegentlich bei Exsudatschwarten auf der Leberkapsel und ein klapperndes Geräusch bei Gallensteinen manchmal hörbar. Wenn eine Pulsation des linken Leberlappens, von der Aorta oder einem Aneurysma mitgetheilt, vorhanden ist, dann wird man einen Ton oder ein Geräusch hören.

§. 144. Lage des Magens. — Der Magen liegt mit seiner grossen Curvatur im linken Hypochondrium und mit seinem Pylorustheile im Epigastrium. Er beginnt oben an der 6. oder 7. linken Rippe und wird nach oben in der Papillarlinie von dem nichttympanitischen Lungenton, in der Sternallinie und in den beiden Parasternallinien nach oben und rechts durch den Leberton, nach unten von dem Colon transversum und nach links von der vordern linken Axillarlinie begrenzt. Percussionston: tympanitisch. Lage des Magens.

§. 145. Untersuchung des Magens. — Man frage, ob Patient nüchtern ist oder eben gegessen hat; man besehe das linke Hypochondrium und das Epigastrium und bestimme, ob letzteres allgemein oder an einer umschriebenen Stelle aufgetrieben, oder ob es eingesunken oder flach ist; ob bei einer Auftreibung desselben eine wellenförmige oder deutlich pulsirende Bewegung wahrnehmbar ist. Man percutire sorgfältig das Epigastrium und das ganze linke Hypochondrium mit kurzem, nicht zu kräftigem Anschlag und bestimme die Grenzen des Magens. Unter gewissen krankhaften Verhältnissen des Magens findet sich derselbe sehr bedeutend ausgedehnt. Man berücksichtige, ob irgend ein Theil des Magens eine umschriebene Dämpfung beobachten lässt. Die Auscultation des Magens ergiebt meist ein negatives Resultat, doch können daselbst bei den natürlichen Bewegungen des Magens, bei gleichzeitigem Drücken oder bei der Succussion auch metallisches Klingen oder amphorischer Wiederhall, plätschernde oder gurgelnde Geräusche gehört werden. Untersuchung des Magens.

§. 146. Man lege die Hand auf das Epigastrium und übe einen anfangs sanften, allmälig stärkeren Druck je Palpation des Magens.

nach den Empfindungen des Patienten aus; man vergewissere sich, ob dabei Schmerzen oder Uebelkeiten auftreten oder, wenn schon vorher vorhanden, sich steigern. Man entscheide, ob hysterische oder eingebildete Schmerzen vorhanden sind, welche schon vor dem Auflegen der Hand oder bei dem ersten leichtesten Druck geklagt werden, aber unter fortgesetztem Druck verschwinden, oder ob wirklich bei Druck sich steigernde Schmerzen zugegen sind (ausgenommen davon sind Kolikschmerzen). Man beobachte, ob sich der fühlenden Hand eine pulsirende Bewegung bemerklich macht und ob diese undeutlich, verschwommen ist oder deutlich vom Herzen oder der Bauchaorta abhängt.

Palpation des Magens bei erschlafften Bauchdecken.

§. 147. Bei durch Anziehen der Beine an den Unterleib erschlafften Bauchdecken und horizontaler Lage des Kranken untersuche man mit den Fingern beider Hände kräftig drückend die ganze Peripherie des Magens von der Cardia bis zum Pylorus längs der grossen und kleinen Curvatur und zwischen beiden und beobachte, ob eine oder mehrere Stellen schmerzhaft sind, ob die Oberfläche uneben, knotig oder höckerig ist oder ob eine grössere Geschwulst vorhanden ist. Hat man eine gedämpfte oder pulsirende Stelle gefunden, so bestimme man deren Lage, Umfang, verschiedene Härtegrade, Weichheit, Beweglichkeit, sowie, wenn möglich, ob die Geschwulst in, an, vor oder hinter den Magenwänden sitzt. Wenn die Geschwulst eine Pulsation zeigt, so untersuche man, ob sich die Geschwulst nicht an eine Stelle schieben lässt, wo diese Pulsation ganz verschwindet; ob die Pulsation eine mitgetheilte ist oder nicht; ob vermittelst des Stethoskops ein oder zwei Töne, ein oder zwei Geräusche hörbar sind; ob die Pulsation und die Auscultationsergebnisse bei mehr oder weniger aufrechter Stellung des Kranken verschwinden.

Palpation des Pylorus.

§. 148. Die Palpation des Pylorus wird mit den Fingern ungefähr $5^1/_2$ Cm. vom Nabel nach oben und rechts vom Nabel ausgeführt; man untersuche, ob daselbst eine mehr oder weniger harte, umschriebene Geschwulst fühlbar ist. Geht eine solche von den tiefgelegenen Theilen des Pylorus aus, so ist deren Auffindung oft ausserordentlich schwierig, weil sie dem Drucke ausweicht. Zumeist wird dann noch folgende Explorationsweise zum Ziele führen: Man lasse den Kranken, nachdem er am Abend zuvor ein kräftiges Abführmittel genommen, mit der rechten Seite nahe dem Bettrand die Rückenlage bei angezogenen Knieen und möglichst erschlaffter Bauchwand einnehmen, lege die linke Hohlhand in des Patienten rechte Lendengegend und übe mit den Fingern derselben Hand einen mässigen Druck nach vorn zu aus; während einer solchen Unterstützung des Unterleibs können die Finger der rechten Hand die Untersuchung des Pylorus von vorn vornehmen. Auf diese Weise wird man eine etwa vorhandene Geschwulst leicht auffinden und deren Dimensionen, Härte, Anheftung etc. genau bestimmen können.

Untersuchung der Därme.

§. 149. Untersuchung der Därme. — Zur Untersuchung des Darmkanals in den verschiedenen Gegenden des Unterleibs bediene man sich der Palpation, Percussion und Auscultation. Das Ende des Ileum und das Coecum in der rechten Fossa iliaca erfordern unter gewissen Krankheitsverhältnissen (Typhus, Tuberculose, Perityphlitis, fremde Körper, Verschwärung des Processus vermiformis) eine aufmerksame und sorgfältige Untersuchung.

Palpation der Därme.

§. 150. Man untersuche, ob die betreffende Stelle heiss, spontan oder auf Druck schmerzhaft, geröthet, geschwellt oder flach ist, ob sich harte Fäcalmassen daselbst befinden, ob ein emphysematöser Zustand oder Crepitation daselbst wahrnehmbar ist. Man bestimme, ob ein mehr oder minder bedeutendes Oedem daselbst vorhanden ist; ob sich jene Gegend teigig oder weich anfühlt, ob der Percussionston derselben mehr oder weniger tympanitisch oder ob im Gegentheil nur das Centrum dieser Gegend einen tympanitischen Ton, die Umgebung desselben aber rund herum einen mehr oder weniger gedämpften Ton ergiebt. Man erforsche, ob bei alternirendem Fingerdruck sich daselbst ein eigenthümliches gurrendes Geräusch (Ileocöcalgeräusch) bemerkbar macht.

Dieses Geräusch lässt sich auch bei der Auscultation hören, wenn man mit dem untern Ende des Stethoskops einen alternirenden Druck ausübt.

Palpation und Percussion des Dickdarms.

§. 151. Man untersuche, ob sich der Dickdarm in seinem ganzen Verlaufe verfolgen lässt, ob Kothanhäufungen in demselben, namentlich in der linken, der Flexura sigmoidea coli entsprechenden Fossa iliaca statthaben, sowie ob derselbe an irgend einer Stelle schmerzhaft ist, ob er einen tympanitischen oder leeren Ton ergiebt. Auch das Rectum muss einer Untersuchung vermittelst einer Bougie oder des eingeölten Zeigefingers unterzogen und dabei festgestellt werden, ob irgend eine Verengerung oder Erweiterung sich daselbst bemerklich macht.

Untersuchung des Afters.

§. 152. Das Orificium ani unterziehe man einer Inspection, wobei man den Kranken veranlasst, das Rectum möglichst nach aussen zu drängen, und forsche nach, ob eine Fissur, ein Einriss, ein Geschwür oder ein Abscess oder ein Prolaps der Mastdarmschleimhaut vorhanden ist; ob sich Hämorrhoidalgeschwülste, Kondylome, polypöse Excrescenzen, Fisteln, Narben, Krebs, Würmer vorfinden. Man erforsche, ob Stuhlzwang, Jucken, hartnäckige Verstopfung oder Diarrhöe, unwissentlicher Stuhlgang, Blut-, Schleim-, Eiterabgang vorhanden ist und welche Form die Faeces haben.

Lage der Milz.

§. 153. Lage der Milz. — Die Lage der Milz ist erst in der neuesten Zeit genau festgestellt worden. Sie liegt hinter dem Magen und reicht gar nicht oder nur mit einem geringen Theil in das Gebiet des Fundus ventriculi hinauf. Die durchschnittliche Länge der Milz beträgt $12^1/_2$ Cm., die Breite $7^1/_2$ Cm. Die Lagerung der Milz ist eine solche, dass ihre Breite den Zwischenraum von dem obern Rand der 9. linken Rippe bis zum untern Rand der 11. linken Rippe einnimmt und der obere und untere Rand der Milz genau der Krümmung der Rippen folgt, mithin eine schräge von hinten oben nach vorn unten. Die vordere Grenze der Milz entspricht einer verticalen Linie, welche $14^1/_2$ Cm. von der Wirbelsäule entfernt ist; sie ist jedoch bisweilen schwer zu ermitteln, wenn die die linke Zwerchfellskuppel mit ausfüllende und sich keilförmig zwischen Magen und Milz einschiebende Flexura coli sinistra mit Koth angefüllt ist. Der leere Milzton wird nach oben von dem vollen nichttympanitischen Lungenton, nach unten von dem vollen hellen Darmton und nach vorn von dem gedämpfttympanitischen Magenton begrenzt. Die hintere Grenze der Milz lässt sich aber durch die Percussion gar nicht bestimmen. Die percutirte Grösse der Milz bleibt hinter der natürlichen zurück.

§. 154. Untersuchung der Milz. — Um die Milz zu percutiren, lässt man den Kranken am besten auf die rechte Seite sich legen und bestimmt zunächst deren obere, dann die untere und endlich die vordere Grenze derselben. Auf diese Weise wird sich eine Vergrösserung dieses Organs nach vorn und unten (Intermittens, Typhus, Leukocythämie, Carcinom, Echinococcus) oder eine Schrumpfung desselben (bei Greisen und nach langem Chiningebrauch) nachweisen lassen. Bedeutende Milztumoren können die ganze linke Bauchhälfte ausfüllen und bis zur Fossa iliaca sinistra hinabreichen, sie haben aber immer ihre Basis im linken Hypochondrium. Die verschiedene Stellung oder Lagerung des Kranken ändert die Untersuchungsresultate nicht. Untersuchung der Milz.

Man muss sich jedoch bei in grösserem Umfange in der Milzgegend vorhandenem leeren Percussionston stets daran erinnern, dass dieser sowohl durch ein pleuritisches Exsudat oder durch den vergrösserten linken Leberlappen, als auch durch den gefüllten Magen, das Colon, ein abgesacktes Peritonäalexsudat, die vergrösserte Niere bedingt werden kann.

Ausser der Percussion benutze man auch die Palpation der Milz. Man lässt zu dem Zwecke den Kranken sich winkelig biegen und schiebt bei gleichzeitig möglichst tiefer Inspiration die Fingerspitzen unter den linken Rippenbogen; dabei wird man bisweilen die vergrösserte Milz fühlen. Eine auf diese Weise fühlbare Milz braucht jedoch nicht immer auch vergrössert zu sein; sie kann nämlich dislocirt sein in Folge von Verkrümmung der Wirbelsäule oder von Lockerheit der Milzbänder (wandernde Milz).

Die Auscultation liefert negative Resultate.

Lage des Pankreas. §. 155. Lage des Pankreas. — Das Pankreas nimmt im untern Abschnitte des Epigastrium eine quere Lage ein, beginnt rechts in der Concavität des Duodenum, zieht sich dann vor der Aorta abdominalis und der Vena cava inferior nach links hinter dem Magen hin und reicht mit seinem linken Ende bis in die Gegend der Milz.

Untersuchung des Pankreas. §. 156. Die Untersuchung des Pankreas durch Percussion ist nicht möglich; dasselbe ist höchstens durch die Palpation mit den Fingerspitzen zu entdecken, wenn es vergrössert ist (Krebs, Abcess). Eine Pulsation in der Gegend des Pankreas rührt von der Bauchaorta oder einem Aneurysma her und wird man dann bei der Auscultation einen Ton oder ein Geräusch hören.

Lage und Untersuchung der Nieren §. 157. Lage und Untersuchung der Nieren. — Die Nieren liegen zu beiden Seiten des 1. bis 3. Lendenwirbels in den Lumbalgegenden. Die Grenzen derselben nach oben und unten lassen sich nie mit Sicherheit durch die Percussion feststellen, da der leere Ton derselben von der Leber, Milz, Wirbelsäule und Psoas in den erwähnten Richtungen begrenzt wird. Nach vorn jedoch lässt sich die Grenze der Niere dann bestimmen, wenn der Grimmdarm einen tympanitischen Ton ergiebt; ferner, wenn die Niere sehr bedeutend vergrössert (Krebs, Cysten, Echinococcus) oder beweglich ist, oder wenn der Kranke sehr abgemagert ist. Zumeist zeigt die rechte Niere eine abnorme Beweglichkeit und Lageveränderungen. Sie liegt dann unter oder an der Synchondrosis sacro-iliaca, meist weit nach vorn und kann durch die Bauchdecken hindurch gefühlt und an ihrer bohnenförmigen Gestalt erkannt werden.

Lage und Untersuchung der Ureteren. §. 158. Lage und Untersuchung der Ureteren. — Die Harnleiter reichen von den Nieren bis zum Blasengrund. Sie lassen sich nur bei sehr dünner Bauchwand bei tiefem Druck palpiren. Man suche zu ergründen, ob sie in ihrem Verlaufe oder an einer begrenzten Stelle freiwillig oder nur bei Druck schmerzhaft sind, ob sie an irgend einer Stelle geschwellt sind oder ob ein Nierenstein gefühlt werden kann.

§. 159. Lage und Untersuchung der Harnblase. – Die Blase liegt hinter der Schambeinverbindung und reicht nur im gefüllten Zustand bis in das Hypogastrium hinauf. Nur im letzteren Falle sind durch Percussion (leerer Ton) und Palpation ihre Dimensionen und obere Begrenzungslinie zu bestimmen. Die Palpation der Urinblase darf jedoch nicht blos durch die Bauchwand, sondern muss auch durch den Mastdarm oder die Scheide geschehen. Ausserdem wende man noch den Katheterismus an und unterlasse bei dem Verdacht eines Blasenleidens nie die chemische und mikroskopische Untersuchung des Urins. Lage und Untersuchung der Blase

In fieberhaften Krankheiten, sowie bei Gehirn- oder Spinallähmungen muss die Harnblase täglich untersucht werden.

## Specielle klinische Untersuchung.

### 1) Kranke mit Symptomen, welche auf eine Erkrankung der Lunge oder Pleura deuten.

§. 160. Man bestimmt zunächst, ob der Kranke fiebert oder nicht.

Acute Brustkrankheiten.

§. 161. Die mit Fieber einhergehenden Lungenkrankheiten sind: Bronchitis, Pneumonie, Pleuro-Pneumonie, Tuberculose, Pleuritis, Empyem, Pneumothorax, Lungengangrän.

Chronische Brustkrankheiten.

§. 162. Die zwar gelegentlich, aber nicht constant mit Fieber einhergehenden Lungenkrankheiten sind: chronische Bronchitis, Asthma, Bronchiektasie, Emphysem, chronische Lungentuberculose, Empyem, Hydrothorax, Krebs der Lunge, der Pleura oder des Mediastinum, Acephalocysten.

Weg zur Diagnose.

§. 163. Bei fiebernden Brustkranken berücksichtige man zunächst das über Respiration, Auswurf etc. oben Gesagte und schreite dann zur Untersuchung der Brusthöhle vermittelst der Inspection, Percussion und Auscultation. Auf diese Weise wird man dann zur Diagnose der meisten Lungenkrankheiten gelangen, deren hauptsächlichste physikalische Symptome im Nachfolgenden kurz angegeben werden sollen.

Bronchitis.

§. 164. Bronchitis. — Percussion: normal. — Auscultation: anfangs Pfeifen und Schnurren. Exspirationsgeräusch verschärft. Später feuchte grossblasige Rasselgeräuche. Bei der Capillärbronchitis feinblasige Rasselgeräusche. Das vesiculäre Athmen schwach oder gar nicht hörbar. — Expectoration: anfangs spärlich, schaumig, später reichlich, glasig, durchsichtig, gelblich.

Bei chronischer Bronchitis dick, zähe, schleimig-eiterig, wenig Luftblasen enthaltend. — Temperatur: erhöht, selten 39° C. übersteigend.

§. 165. Pneumonie. — Inspection: Die kranke Seite, auf welcher der Kranke meist liegt, bewegt sich wenig. — Palpation: Pectoralfremitus verstärkt über den verdichteten Lungenstellen. — Percussion: im 1. Stadium voller tympanitischer, später (Hepatisation) gedämpfter und leerer Ton, vermehrte Resistenz. — Auscultation: im 1. Stadium unbestimmtes Athmen und Knistern, später Bronchialathmen und Bronchophonie; bei beginnender Lösung anfangs Bronchialrasseln, später einfach grobe Rasselgeräusche und endlich feinblasiges Rasseln (Crepitatio redux). — Expectoration: anfangs schaumig und weiss, aber sehr zähe; später gelblich, rostfarben oder intensiv roth; bei eingetretener Hepatisation werden kleine weissliche Klümpchen entleert, welche sich im Wasser als kleine dichotomisch verzweigte fibrinöse Ausgüsse der kleinsten Bronchien entwirren. — Temperatur: schon im Schüttelfrost $39{,}_5$—40° C., bis $40{,}_6$° C. steigend, mit kleiner Morgenremission (von $0{,}_2$—$1{,}_1$° C.) und abendlicher Exacerbation. Häufig plötzlicher Abfall zur Norm. Pneumonie.

§. 166. Chronische Lungentuberculose. — Im 1. Stadium der Lungentuberculose ist der Percussionston nicht verändert, später wird er tympanitisch und, wenn die Verdichtung des Lungenparenchyms die Peripherie erreicht hat, auch gedämpft. Eine der Thoraxwand anliegende leere Caverne giebt einen metallischen Ton und unter Umständen das Geräusch des zersprungenen Topfes. — Auscultation: anfangs nur negative Resultate. Bei Schrumpfung und Induration der Lungenspitzen: unbestimmtes Athmen. Im Stadium des prodromalen Katarrhs: verschärftes Inspirations- und verlängertes Exspirationsgeräusch, später kleinblasiges Rasseln. Bei disseminirter Infiltration: verschärftes Inspirationsgeräusch oder saccadirtes Athmen oder kleinblasiges Rasseln. Bei conglomerirter Infiltration unter Umständen bronchiales Athmen, bronchiales Rasseln, Chronische Lungentuberculose.

Bronchophonie, relativ starken Fremitus. Bei Cavernen: ungleichblasiges metallisches Rasseln, amphorisches Athmen, Klingen. — Expectoration: anfangs nicht charakteristisch, später die dichotomisch getheilten, scharf begrenzten elastischen Lungenfasern. Hämoptysis ziemlich häufig. Nach Cavernenbildung: rundliche, geballte, undurchsichtige, eiterige oder schleimig-eiterige Sputa mit elastischen Fasern und unregelmässig eckigen Körnchen.

Pneumothorax.

§. 167. Pneumothorax. — Inspection: Erweiterung und Mangel der Athembewegung der kranken Thoraxhälfte. Intercostalräume hervorgetrieben. — Percussion: tympanitischer Ton oder gedämpfter Schall mit einem metallischen Nachklang (am besten durch Anlegen des Ohrs an die Thoraxhälfte während starker Percussion hörbar). Bei gleichzeitig vorhandenem Exsudat: leerer Ton an den untern Lungenpartieen, sich ändernd bei Lageveränderung des Kranken. — Auscultation: niemals vesiculäres Athmen; häufig amphorisches Athmen mit metallischen Rasselgeräuschen beim Husten. Abgeschwächter Fremitus. Bei gleichzeitig vorhandenem Exsudat während der Succussion: plätscherndes Geräusch mit amphorischer Resonanz. — Herzstoss dislocirt.

Emphysem.

§. 168. Emphysem. — Inspection: fassförmiger Thorax. Mühsames Heben desselben beim Athmen wie ein Kürass. — Percussion: voller oder theilweise tympanitischer Ton (vorn rechts häufig bis zur 7. oder 8., hinten bis zur 10.—12. Rippe). Mehr oder minder beträchtliches Verschwinden der Herzdämpfung. — Auscultation: abgeschwächtes, oft kaum hörbares Inspirationsgeräusch, gewöhnlich verlängertes Exspirium. Die klein- oder grossblasigen Rasselgeräusche hängen von dem begleitenden Bronchialkatarrh ab. — Expectoration: nicht charakteristisch. Je nach dem gleichzeitig vorhandenen mehr oder minder heftigen Bronchialkatarrh die diesen zukommenden Sputa.

Pleuritis.

§. 169. Pleuritis. — Die trockene Pleuritis macht keine charakteristischen physikalischen Erscheinungen. — Bei flüssigem Exsudat in der Pleurahöhle: Inspection:

Verstrichensein der Intercostalräume, Verbreiterung der kranken Thoraxseite, verminderte oder aufgehobene Bewegung derselben bei der Respiration. — Percussion: Dämpfung des Tons, an der Wirbelsäule am höchsten hinaufreichend und nach vorn in einer wellenförmigen Niveaulinie abfallend, bei Lageveränderung des Kranken gewöhnlich sich nicht verändernd. Oberhalb der obern Grenze des Exsudats tympanitischer Ton. Tiefere Stellung des Zwerchfells, resp. der Leber. Verschiebung des Herzens nach links bei rechtsseitigem, nach rechts bei linksseitigem pleuritischem Erguss. — Auscultation: schwaches, unbestimmtes oder gar kein Athmungsgeräusch an der Exsudatstelle. Zwischen den untern Enden der Schulterblätter Bronchialathmen und Bronchophonie. Reibungsgeräusche nur selten im Beginn, sondern erst im spätern Verlaufe. Der Pectoralfremitus aufgehoben oder abgeschwächt.

**§. 170.** Hydrothorax. — Seltener allein, gewöhnlich mit andern Wasseransammlungen in beiden Brusthälften zugleich auftretend. Dieselben Erscheinungen wie bei dem flüssigen pleuritischen Exsudat, nur sind die Intercostalräume nicht vorgewölbt, da die Intercostalmuskeln nicht gelähmt sind. Dyspnoë. Thoraxerweiterung. Percussionston gedämpft, vorn und hinten in gleicher Höhe, sich durch Lageveränderung verändernd. Respiration schwach, unbestimmtes Athmen; bei bedeutender Compression der Lunge neben der Wirbelsäule bronchiales Athmen. Hydrothorax.

### 2) Kranke mit Symptomen, welche auf eine Erkrankung des Herzens oder der grossen Gefässe deuten.

**§. 171.** Man bestimmt zunächst, ob der Kranke fiebert oder nicht.

**§. 172.** Die mit Fieber einhergehenden Krankheiten des Herzens und der grossen Gefässe sind: acute Pericarditis, acute Myocarditis, Encarditis. Fieberhafte Herz-krankheiten

**§. 173.** Die fieberlos auftretenden Krankheiten des Herzens und der grossen Gefässe sind: die Verwachsung Fieberlose Herz-krankheiten des Herzbeutels, die Hydropericardie, Tuberculose und Carcinom des Herzbeutels, die chronische Myocarditis, die Hypertrophie, die Atrophie, die Ruptur des Herzens, die Fettdegeneration des Herzmuskels; die Klappenfehler des Herzens; nervöses Herzklopfen, Angina pectoris, Basedow'sche Krankheit; Aneurysmen; Arterienatherom.

Weg zur Diagnose.

**§. 174.** Auch bei den Erkrankungen des Herzens und der grossen Gefässe sind nur die Resultate der physikalischen Untersuchung derselben von wirklich diagnostischem Werth. Alles hierauf Bezügliche ist bereits früher in den §§. 29—36, 50—59, 107, 129 und 130 angegeben worden. Unter Hinweisung darauf sollen nunmehr die hauptsächlichsten Krankheiten des Herzens und der grossen Gefässe angeführt werden.

Acute Pericarditis.

**§. 175.** Acute Pericarditis. — Inspection: Jugularvenen geschwellt. Herzstoss anfangs breiter und stärker, später bei bedeutendem Exsudat undeutlich, schwach, fehlend; bei sehr bedeutendem Exsudat die Herzgegend vorgetrieben. — Percussion: anfangs negative Resultate, später bei bedeutendem Erguss Dämpfung in Breite und Länge vergrössert (Dreiecksform mit der Basis nach unten). — Auscultation: Reibungsgeräusche, oberflächlich, durch Druck mit dem Stethoskop vermehrt, mit den Herztönen nicht zusammenfallend. Herztöne schwach, selbst völlig verschwindend, bei Vorwärtsbeugung des Oberkörpers wieder deutlicher werdend. — Anderweitige Folgeerscheinungen: Compression der linken Lunge; Dyspnoë; Singultus; Cyanose.

Acute Myocarditis.

**§. 176.** Acute Myocarditis. — Negative Dianagnose: wenn bei hohem Fieber und Beklemmung in der Herzgegend und unregelmässigem Puls keine Zeichen von En- oder Pericarditis zugegen sind. Meist jedoch sind gleichzeitig letztere beide Affectionen vorhanden.

Acute Encarditis.

**§. 177.** Acute Encarditis. — Inspection: Herzstoss verstärkt und verbreitert. — Palpation: Puls klein und weich. — Percussion: verbreiterte Herzdämpfung durch Dilatation des rechten Herzens. — Auscultation: bei Mitergriffensein der Mitralis ein systolisches Geräusch an der Herzspitze. Bei Unebenheiten an der dem Vorhof zugekehrten Fläche der Mitralis ein diastolisches Reibungsgeräusch an der Herzspitze, den 2. Aortenton verdeckend. Zweiter Pulmonalarterienton sehr laut und scharf. Nur an den sich anschliessenden Klappenstörungen und deren Compensationen (Insufficienz der Mitralis, der Aortenklappen, Stenose daselbst; siehe unten) sicher zu erkennen.

§. 178. Hydropericardium. — Palpation: undeutlicher oder ganz fehlender Herzstoss (wenn nicht Herzhypertrophie vorhanden ist). — Percussion: Form und Vergrösserung der Herzdämpfung wie bei pericarditischem Exsudat. — Auscultation: Herztöne schwach, selbst verschwindend. Kein Reibungsgeräusch. Hydropericardium.

§. 179. Chronische Myocarditis. — Keine charakteristischen Erscheinungen. — Wahrscheinlich wird die Diagnose, wenn bei fehlenden Herzgeräuschen und schwachen Herztönen sich eine Zunahme der Herzdämpfung nachweisen lässt, welche weder aus einem vorhandenen Lungenemphysem noch einem etwaigen Pericardialexsudate genügend erklärt werden kann, und gleichzeitig Erscheinungen von ungenügender Contractionskraft des Herzens auftreten (Friedreich). Chronische Myocarditis.

§. 180. Hypertrophieen des Herzens. Hypertrophieen des Herzens.

a) Excentrische Hypertrophie des linken Herzens (die einfache Erweiterung ohne Verdickung der Wand sehr selten): sichtbares Pulsiren der Carotiden; systolischer Ton in den grösseren Arterien hörbar. Herzstoss verstärkt, in 1—3 Intercostalräumen sicht- und fühlbar, tiefer. Herzdämpfung in der Länge vergrössert. Herztöne im linken Ventrikel verstärkt und der systolische Ton manchmal metallisch klingend. Excentrische Hypertrophie des linken Herzens.

b) Excentrische Hypertrophie des rechten Herzens: verstärkter, mehr nach rechts gerückter Herzstoss. Herzdämpfung verbreitert. Verstärkung der Herztöne des rechten Ventrikels. Excentrische Hypertrophie des rechten Herzens.

§. 181. Herzatrophie. — Inspection: schwacher oder gar nicht sichtbarer Herzstoss. — Palpation: kleiner Herzatrophie.

Puls. — Percussion: verkleinerte Herzdämpfung. — Auscultation: keine Symptome, oder schwache oder dumpfe Herztöne. — Anderweite Erscheinungen: Dyspnoë, Hydrops.

Fettherz. §. 182. Fettdegeneration des Herzmuskels. — Palpation: kleiner, weicher, häufig sehr langsamer Puls. — Inspection: schwacher Herzstoss. — Auscultation: schwache Herztöne, besonders der erste Ventrikelton.

Organische Herzfehler. §. 183. Organische Herzfehler. — Bei den organischen Herzfehlern berücksichtige man Folgendes: Primäre Herzfehler treten fast ausschliesslich in der linken, fast gar nicht in der rechten Herzhälfte auf. In der rechten Herzhälfte erkrankt überhaupt nur die Tricuspidalklappe und auch diese meist nur secundär im Gefolge von Fehlern in der linken Herzhälfte. Fehler an der Lungenarterienklappe sind äusserst selten.

Bei vorhandener Complication, namentlich von Fehlern der Mitral- und Aortenklappen, hat die Erfahrung Folgendes festgestellt:

Ein Geräusch, von der Herzspitze nach aufwärts in gerader Richtung zunehmend, über der Mitralklappe am lautesten, über der Lungenarterie aber nicht mehr hörbar, spricht für Mitralklappenfehler.

Ein Geräusch, über der Herzspitze hörbar, nach der Herzbasis hin lauter werdend und noch über der Aorta sowie in der Magengrube hörbar, spricht für Aortenklappenfehler.

Fehler der Valvula mitralis. 1) Fehler der Valvula mitralis:

Insufficienz. a) Insufficienz der Mitralklappe: systolisches Geräusch, am deutlichsten über der Herzspitze hörbar. Verstärkung des zweiten Pulmonaltons und zweiten Ventrikeltons; schwache Aortentöne. Puls klein. Herzdämpfung im Querdurchmesser vergrössert, durch compensatorische Erweiterung des rechten Herzens. Verstärkter und in grösserer Ausdehnung, selbst bis über die Papillarlinie hinaus nach links fühlbarer Herzstoss.

b) Stenose am linken Ostium venosum (selten allein, meist gleichzeitig mit Insufficienz der Mitralklappe): diastolisches Geräusch im linken Ventrikel. Zweiter Pulmonalton sehr verstärkt; erster Aortenton schwach. Herzdämpfung breiter. Herzstoss mässig stark und nach rechts ausgebreitet; bisweilen während der Diastole leichtes Schwirren fühlbar. Puls klein. Stenose am Ost. venos. sinistr.

c) Stenose mit Insufficienz: systolisches und diastolisches Geräusch im linken Ventrikel. Verstärkter zweiter Pulmonalton; schwacher zweiter Aortenton. Herzstoss und Herzdämpfung wie bei Insufficienz, aber die Dämpfung noch ausgebreiteter. Puls klein. Stenose mit Insufficienz

2) Fehler der Aortenklappen: Aortenklappenfehler.

a) Insufficienz: diastolisches Geräusch im linken Ventrikel und in der Aorta. In der Carotis nur ein Ton oder ein Geräusch statt des zweiten. Herzstoss tiefer, mehr linksseitig, diffus, undulirend. Herzdämpfung in der Längsaxe vergrössert. Puls gross, hart, hüpfend. In den Arterien mittlerer Grösse (radialis, pediaea, arcus volaris sublimis) hört man einen deutlichen Ton. Insufficienz.

b) Stenose am Ostium aorticum: systolisches Geräusch im linken Ventrikel und in der Aorta. Zweiter Aortenton schwach. Herzstoss wenig verstärkt und wenig diffus. Herzdämpfung in der Quere und Länge mässig vergrössert. Puls sehr klein. Stenose am Ost aorticum

c) Insufficienz und Stenose: systolisches und diastolisches Geräusch im linken Ventrikel und in der Aorta; daneben bisweilen noch der Mitralklappenton hörbar. Insufficienz und Stenose.

3) Fehler der Valvula tricuspidalis (selten, nur bei gleichzeitiger Insufficienz der Mitralklappe): Fehler der Valv tricuspidalis.

a) Insufficienz: systolisches Geräusch über dem Sternum zwischen den beiderseitigen fünften Rippenknorpeln, nach rechts verbreitet. Gewöhnlich Insufficienz.

oder nur zeitweilig verstärkter zweiter Ton der Lungenarterie. Pulsation der Halsvenen.

Stenose am Ost. venos. dextr. b) **Stenose am Ostium venosum dextrum** (selten allein, meist nur mit Insufficienz der Tricuspidalklappe): diastolisches Geräusch im rechten Ventrikel. Pulmonaltöne schwach. Jugularvenen strotzend, aber nicht pulsirend.

Fehler der Pulmonalarterienklappen. 4) **Fehler der Pulmonalarterienklappen** (äusserst selten):

Insufficienz. a) **Insufficienz:** diastolisches Geräusch am linken Sternalrande zwischen 2. und 3. Rippe. Herzdämpfung nur wenig, besonders nach rechts hin vergrössert. Herzstoss an normaler Stelle. Jugularvenen ausgedehnt und prall.

Stenose. b) **Stenose des Ostium der Pulmonalarterie:** sehr lautes systolisches Geräusch am linken Sternalrande zwischen 2. und 3. Rippe, nach oben, nach rechts und unten hin an Intensität abnehmend; daselbst meist Katzenschnurren fühlbar. Herzdämpfung nach rechts verbreitert. Verstärkte Pulsation des Herzens mit undeutlichem Herzstosse.

Aortenaneurysmen. **§. 184. Aneurysmen der Aorta.** — Bei einer gewissen Grösse des Aneurysma, wenn es die vordere oder hintere, links von der Wirbelsäule liegende Thoraxwand erreicht hat: circumscripte Dämpfung und zwar vorn am rechten Sternalrande in der Höhe der 2. und 3. Rippe — oder wenn es an der linken Seite der Aorta ascendens sitzt, am linken Sternalrande — oder bei einem Aneurysma der Aorta descendens am Schulterblattwinkel, gewöhnlich in der Gegend der 8.—10. Rippe. Daselbst sicht- und fühlbare leichte systolische Erschütterung, Schwirren des Thorax. — Bei der Auscultation über einem Aneurysma der Aorta ascendens hört man entweder einen Doppelton oder ein systolisches und öfter auch noch ein diastolisches Geräusch (Blasebalggeräusch). — Der Radialpuls ist nicht mehr synchronisch mit der Herzsystole, sondern kommt später.

### 3) Kranke mit Symptomen, welche auf eine Erkrankung eines Organs der Unterleibshöhle deuten.

§. 185. — 1) Die hauptsächlichsten Krankheiten des Magens sind: der acute Magenkatarrh, der chronische Magenkatarrh, das perforirende Magengeschwür, der Magenkrebs, Pylorusstenose, Magenperforation. Magenkrankheiten.

Die hauptsächlichsten Symptome derselben sind:

§. 186. Acuter Magenkatarrh: Mattigkeit, Kopfschmerz, leichtes Fieber, Appetitlosigkeit, saures Aufstossen, bitterer Geschmack, Brechneigung, Erbrechen, Diarrhöe oder Verstopfung. Belegte Zunge, aufgetriebene und gegen Druck empfindliche Magengegend; viel harnsaure Sedimente. Acuter Magenkatarrh.

§. 187. Chronischer Magenkatarrh: abwechselnd Appetitlosigkeit und lebhaft gesteigerter Appetit; Aufstossen, Sodbrennen, Druckempfindung in der Magengegend, Auftreibung des Magens während der Verdauung; häufig Schleimerbrechen am Morgen. Chronischer Magenkatarrh.

§. 188. Perforirendes Magengeschwür: umschriebener heftiger Schmerz in der Pylorusgegend, namentlich nach den Mahlzeiten; Erbrechen von Blut (Haematemesis), Schleim, Speisen einige Stunden nach der Mahlzeit; ausserdem die übrigen Erscheinungen des acuten Magenkatarrhs. Perforirendes Magengeschwür.

§. 189. Magenkrebs (Scirrhus, Medullarcarcinom): stechender Schmerz, nach der Wirbelsäule ausstrahlend; Appetitsstörung; Erbrechen von chocoladefarbigen oder kaffeesatzähnlichen Massen 2—3 Stunden nach der Mahlzeit; meist Verstopfung; trockene, spröde, gelblichgraue Haut. Durch die Palpation entdeckt man (jedoch nicht immer) härtliche, unregelmässig rundliche Knoten in der Pylorusgegend. Magenkrebs.

§. 190. — 2) Die hauptsächlichsten Krankheiten des Darmkanals sind: der acute und der chronische Dünndarmkatarrh, das perforirende Duodenalgeschwür; der acute und der chronische Dickdarmkatarrh, die Typhlitis und Perityphlitis; die Entzündung des Mastdarms und Darmkanalkrankheiten.

seiner Umgebung, der Krebs des Mastdarms; die Darminvagination, Axendrehung des Darms (Volvulus); die Parasiten des Darmkanals (Askariden, Oxyuren, Taenien).

Acuter Dünndarmkatarrh. §. 191. Acuter Dünndarmkatarrh der Erwachsenen: Fieber, Kopfschmerz, unruhiger Schlaf; Bauchkneipen, Leibschmerzen, continuirlich oder nur vor und während der Stuhlentleerung, tympanitische Auftreibung des Unterleibs, Kollern, Diarrhöe (dünnbreiige, dünnflüssige, hellgefärbte, Epithel, Schleim, unverdaute Speisen enthaltende Stuhlentleerungen), verminderte Urinabsonderung; im Sommer häufig mit Erbrechen, Wadenkrampf, schnellem Collaps (Cholera aestiva). — Bei kleinen Kindern: Diarrhöe und Erbrechen, sehr aufgetriebener und empfindlicher Unterleib; oft rasch auftrender Collaps und Convulsionen.

Chronischer Dünndarmkatarrh. §. 192. Chronischer Dünndarmkatarrh: kein Fieber; bald lange Zeit anhaltende Diarrhöe, bald Verstopfung mit schmerzhafter Tympanitis, Appetitlosigkeit, Störungen der Ernährung.

Perforirendes Duodenalgeschwür. §. 193. Das perforirende Duodenalgeschwür: dieselben Erscheinungen wie beim runden Magengeschwür; Sitz des periodisch mehrere Stunden nach dem Essen auftretenden Schmerzes mehr nach rechts.

Typhlitis und Perityphlitis §. 194. Typhlitis und Perityphlitis: heftiges Fieber; heftiger Schmerz in der Ileocöcalgegend, bei Druck sich steigernd, Anschwellung der Ileocöcalgegend, dem Colon ascendens folgend; hartnäckige Stuhlverstopfung. Bei einem Abscess des Psoas liegt die Geschwulst tiefer und der rechte Schenkel ist in seinen Bewegungen gehemmt.

Proktitis und Periproktitis. §. 195. Proktitis und Periproktitis: Leibschmerz, Brennen im After, Tenesmus, fast immer Verstopfung, schmerzhafte Entleerung scybalöser, oft mit blutigem Schleim umhüllter Kothmassen. Bei der Periproktitis zeigt die Lokaluntersuchung eine dem Mastdarm unmittelbar anliegende harte, diffuse Geschwulst.

Mastdarmkrebs. §. 196. Der Mastdarmkrebs (Scirrhus, Medullar- und Alveolarcarcinom): Verstopfung; Abgang dünngeformter Fäcalmassen, von Krebstheilen; höckerige, unebene Geschwulst; Strictur dicht oberhalb des Sphinkter; Schmerzen; Blutungen; geschwellte Venen am After.

§. 197. Innere Einklemmung, Volvulus, Invagination, Axendrehung des Darms: Stuhlverstopfung, Auftreibung der oberen Theile des Darmrohrs, schmerzhafte Geschwulst, Kolikschmerzen, Aufstossen, Erbrechen, Kothbrechen (Ileus). Innere Einklemmung, Volvulus, Invagination

§. 198. Entozoën. — Die im Darmkanale vorkommenden hauptsächlichsten Entozoën sind die Bandwürmer (Cestoden): Taenia solium, Taenia mediocanellata, und die Taenia lata s. Botriocephalus latus; sowie die Rundwürmer (Nematoden): Ascaris lumbricoides (Spulwurm) und Oxyuris vermicularis (Spring- oder Madenwurm). — Sie erzeugen keine speciellen Krankheiten, sondern nur unbestimmte, meist leichte Symptome des Magens, des Darmkanals oder des Nervensystems, sehr häufig jedoch gar keine, sodass danach eine Diagnose zu stellen sehr unsicher ist. Entozoën.

Die Tänien halten sich meist einzeln im Dünndarm auf und verrathen sich durch Abgang reifer Glieder (Protoglottiden) mit dem Stuhle und auch (Taenia mediocanellata) in den Zwischenzeiten.

Die Askariden bewohnen oft in Colonien ebenfalls den Dünndarm, werden mit dem Stuhle entleert, wandern jedoch zuweilen nach oben in den Ductus choledochus (Icterus), in den Magen und in seltenen Fällen sogar zur Mundöffnung heraus.

Die Oxyuren finden sich in grosser Menge im Colon descendens und Rectum bis zum After; ihre Anwesenheit im untern Rectum erzeugt oft sehr heftiges Afterjucken, welches allgemein nervöse Symptome (Jucken in der Nase) nach sich ziehen kann und welches bei Abwesenheit von Hämorrhoidalknoten ziemlich sicher auf Oxyuren hindeutet. Die Parasiten werden nicht blos mit dem Stuhle entleert, sondern verlassen auch spontan ihren Aufenthaltsort; sie können dabei bis in die Vagina gelangen (Leucorrhöe kleiner Mädchen).

Leberkrankheiten.

§. 199. — 3) Die hauptsächlichsten Krankheiten der Leber und der Gallenwege sind: die Hyperämie der Leber, die Entzündungen der Leber, die Speck- (Colloid-) und Fettleber, der Leberkrebs, der Echinococcus der Leber, die Entzündung der Pfortader, der Icterus, der Katarrh der Gallenwege, die Gallensteine.

Allgemeine interstitielle fibröse Hepatitis.

§. 200. Allgemeine interstitielle fibröse Hepatitis (Lebercirrhose, granulirte Leber), meist eine Folge des Potatoriums, ist fast immer eine chronische Krankheit, bei welcher die Leber anfangs sich vergössert, später durch Schrumpfung des interstitiellen Bindegewebes verkleinert und verhärtet. Sie beginnt mit unbestimmten gastrischen Symptomen, Flatulenz, Verstopfung, Druck in der Lebergegend. Mit der eintretenden Schrumpfung erscheinen dann: erdfahle Gesichtsfarbe, nicht selten Icterus, allgemeine Abmagerung, Durchfälle. Physikalisch nachweisbar sind: Milzschwellung, Ascites, Verkleinerung, resp. Verschwinden des hart anzufühlenden linken Leberlappens.

Suppurative Hepatitis.

§. 201. Suppurative Hepatitis (Leberabscess). Die traumatisch entstandene Hepatitis charakterisirt sich durch Fieber, Schmerz und Anschwellung der Leber, Icterus. — Tritt sie zu chronischen Darmverschwärungen hinzu, dann gehen den genannten Symptomen heftige Frostanfälle voraus. — Bei Abscessbildung tritt ein dumpfer, bei Druck vermehrter, oft bis in die rechte Schulter ausstrahlender Schmerz auf. Nähert sich der Abscess der Oberfläche, dann ist eine fluctuirende Geschwulst fühlbar; gleichzeitig fast immer Icterus, nicht immer Milzanschwellung.

Acute gelbe Leberatrophie.

§. 202. Acute gelbe Leberatrophie: zuweilen plötzlich, zuweilen mit Vorboten (gastrische Erscheinungen, leichter Icterus) beginnend; hieran reihen sich Erbrechen (von schleimigen Massen, von Blut), Druck und Empfindlichkeit im rechten Hypochondrium oder in der Herzgrube, später mehr oder weniger schnell Delirien mit heftiger Unruhe oder plötzliche Bewusstlosigkeit; meist allgemeine Krämpfe, hohes Fieber mit sehr beschleunigtem Puls, fuliginöser Zungenbeleg, Stuhlverstopfung, lehm- oder theerartige Faeces, Blutungen. Die Leber verkleinert sich mit Eintritt der Krankheitserscheinungen sehr rasch, während sich die Milz vergrössert; es stellt sich fast constant Icterus ein; im sauren Urin treten Leucin und Tyrosin auf, während der Harnstoff und die Gallensäuren verschwinden.

§. 203. Leberkrebs (Medullarcarcinom, seltener Scirrhus, noch seltener Carcinoma haematodes, melanodes, cysticum, alveolare): anfangs gestörte Verdauung, Stuhlträgheit, bisweilen Druck und Völle im rechten Hypochondrium, gelbliche Hautfärbung und erdfahles Colorit, allmälige Abmagerung, zeitweilige Steigerung der bis in die Schulter und die Lendengegend ausstrahlenden Schmerzen in der Lebergegend, allmälige Vergrösserung der Leber, Hervortreten der vorderen Fläche derselben unter dem Rippenbogen und fühlbare harte und ungleiche Knoten auf derselben. Während Icterus und Ascites ziemlich häufig sich hinzugesellen, fehlt die Milzanschwellung. Leberkrebs.

§. 204. Fettleber: Wenn man bei Tuberculösen Potatoren oder bei schwelgerisch Lebenden eine mehr oder weniger bedeutende Vergrösserung der Leber findet, welche sich weich und glatt anfühlt und deren unterer Rand sich nur schwierig deutlich herausfühlen lässt, ohne dass gleichzeitig erhebliche Schmerzen in der Lebergegend, Icterus, Milzvergrösserung oder Ascites vorhanden sind, dann darf man Fettleber diagnosticiren. Fettleber.

§. 205. Der Echinococcus der Leber macht erst bei zunehmendem Wachsthum der Säcke Erscheinungen: halbkugelige, bei Druck schmerzlose, prall elastische, häufig deutlich fluctuirende und Hydatidenschwirren darbietende Geschwulst am Leberrande. Echinococcus der Leber.

§. 206. Thrombose der Pfortader: selten ein Schmerz in der Gegend der Vena portarum, zwischen Nabel und Processus xiphoideus; meist sind nur die Symptome des primären Leidens (Cirrhose, Krebs der Leber, chronische Peritonitis, Magenkrebs) vorhanden. Thrombose der Pfortader.

Bei vollendeter Thrombose: ein rasch entstehender und wachsender Ascites, mehr oder weniger schnell sich entwickelnder Milztumor, wässerige, schleimige, blutige Durchfälle, Schwellung der oberflächlichen Bauchvenen (Medusenhaupt). Kein Fieber.

Pylephlebitis suppurativa.

§. 207. Pylephlebitis suppurativa: Voraus gehen die Erscheinungen der ursächlichen Erkrankungen (der Typhlitis, circumscripten Peritonitis, Milzentzündung etc.). Die Pylephlebitis selbst beginnt mit einem circumscripten Schmerz im rechten Hypochondrium oder Epigastrium, bisweilen in der Cöcal- oder Nabelgegend. Bald stellen sich atypische Schüttelfröste mit Hitze ($36,_0{}^0$—$42,_{37}{}^0$ C.) und profusem Schweiss, Delirien, Somnolenz, Icterus und gallig gefärbter Urin, Vergrösserung der Leber und Milz (bei Druck und spontan schmerhaft), diarrhöische gallige, öfters mit Blut gemischte Stuhlentleerungen ein.

Hepatogener Icterus.

§. 208. Hepatogener Icterus: Bei dem Icterus, welcher durch Sperrung des Gallenabflusses und Resorption der Galle ins Blut entsteht, gehen fast immer gastrische Erscheinungen (Völle im Magen, Appetitlosigkeit, belegte Zunge) voraus; dann färbt sich die Haut und die Sclerotica gelb, der Urin wird dunkel (roth- bis schwarzbraun), grünlich schillernd, einen gelben Schaum bildend (reich an Cholepyrrhin) und enthält immer Gallensäuren; die Faeces sind meist thonartig, weiss, hart, knollig; der Stuhl verstopft; Temperatur unverändert; Puls sehr oft verlangsamt; manchmal Hautjucken; selten Xanthopsie. Im weiteren Verlaufe: Abmagerung, Schlaffheit, Müdigkeit.

Hämatogener Icterus.

§. 209. Hämatogener Icterus: Ueber die Entstehung des Icterus nach heftigen Gemüthsbewegungen, Phosphor-, Aether- oder Chloroformvergiftung, Vipernbiss, bei Typhus, Pyämie, Puerperalfieber, gelbem Fieber, Febris recurrens ist noch keine Klarheit. Es wird behauptet, dass er durch Bildung von Galle im Blute selbst entstehe, und dass die Gallensäuren in dem Urin fehlen.

§. 210. Gallensteine: Bisweilen nur geringe Beschwerden; manchmal lassen sich die Steine in der Gallenblase durch die Palpation ermitteln; der Abgang von Gallensteinen im Stuhl hebt jeden Zweifel. Die Einklemmung eines grösseren Gallensteins im Ductus cysticus und choledochus bewirkt heftige, paroxysmenweise auftretende, von der Lebergegend in den Rücken, zur Schulter, über den Bauch ausstrahlende Schmerzen (Gallensteinkolik) und Icterus. Gallensteine.

§. 211. — 4) Die Krankheiten des Bauchfells sind: die Peritonitis, der Ascites, die Tuberculose und das Carcinom des Bauchfells. Bauchfellkrankheiten.

§. 212. Die Peritonitis beginnt meist mit einem Frostanfall, intensiven schneidenden Schmerzen und Fieber mit bedeutender Temperaturerhöhung. Puls im Beginne häufig unterdrückt. Unterleib bei leisestem Druck sehr schmerzhaft. Rückenlage. Erbrechen. Bedeutender Tympanitis. Dispnoë. Urin sparsam, hochroth. Nach erfolgter Exsudation in den Darmbeingruben und in der Beckengegend gedämpfter Percussionston. Verstopfung, seltener Diarrhöe. Peritonitis

§. 213. Ascites: Ausdehnung des Unterleibs, Spannung der Bauchdecken, Formveränderung des Bauchs je nach der Lage des Patienten, Fluctuation, Dämpfung resp. Leerheit des Percussionsschalls über der Flüssigkeit, immer die tiefste Stelle aufsuchend; Veränderung der Niveaulinie der Schalldämpfung bei Lageveränderung; Succussionserscheinung; Hinaufschiebung des Zwerchfells; Compression der Lunge und des Herzens; verminderte Urinsecretion; meist Stuhlverstopfung, seltener Diarrhöe. Ascites.

§. 214. — 5) Die Krankheiten der Milz sind: acuter Milztumor, chronischer Milztumor, Speckmilz (amyloide Degeneration der Milz), Entzündung und hämorrhagischer Infarct der Milz, Atrophie der Milz, Krebs, Tuberculose, Echinococcus in der Milz. Milzkrankheiten.

§. 215. Der acute Milztumor: Druck in der Milzgegend. Hervortreibung des linken Hypochondrium. Acuter Milztumor.

Der glatte runde Rand, eventuell die runde stumpfe Spitze der Milz unter dem Rippenbogen fühlbar, bei kräftiger Inspiration tiefer herabsteigend. Percussionston in grösserem Umfange gedämpft (cf. §. 153 u. 154).

Chronischer Milztumor.

§. 216. Der chronische Milztumor: Bedeutende Vergrösserung der Milz, oft selbst bis zur Linea alba, der Milzrand verdickt und unempfindlich. Der chronische Milztumor entsteht:

a) durch Hyperplasie einzelner oder sämmtlicher Milzelemente bei Herzfehlern, Malariakachexie, Leukämie;

b) durch speckige Entartung (Colloid- oder Sagomilz) bei Kachektischen, an cariöser Knocheneiterung, ulceröser Lungentuberculose, Ulcerationen der Haut (syphilitischen) und Rhachitis Leidenden. Gleichzeitig häufig speckige Degeneration der Leber und der Nieren.

Nierenkrankheiten.

§. 217. — 6) Die Krankheiten der Nieren sind: die Peri- und Paranephritis, die Stauungshyperämie der Nieren, die Nierenblutungen, die desquamative Nephritis (acuter Katarrh), die parenchymatöse Nephritis (acuter Morbus Brightii), der chronische Morbus Brightii, die Speckniere, die Fettniere, die suppurative Nephritis, Carcinom, Tuberculose, Cysten und Parasiten der Niere, abnorme Beweglichkeit der Niere, Nierenconcremente; Addison'sche Krankheit.

Stauungshyperämie der Nieren.

§. 218. Die Stauungshyperämie (in Folge von Klappenfehlern, Stenosis Ostii venosi sinistri, Emphysem, chronischen Verdichtungen der Lungen mit Stauung des venösen Blutes vor dem Herzen): Schmerzhaftigkeit in der Nierengegend, erheblich verminderte Absonderung des Urins, vermehrte Harnstoffausscheidung. Urin stark saturirt, hochroth, Uratsedimente. Bei hochgradigem capillarem Blutdruck: Eiweiss, Faserstoffcylinder. Der Hydrops ist eine Folge des Herzleidens.

Desquamative Nephritis.

§. 219. Die desquamative Nephritis (nach Erkältungen, nach innerlichem Gebrauche von die Nieren reizenden Stoffen, bei Nierenconcrementen, im Typhus, Scharlach, Cholera): Fieber, Kreuzschmerzen, Empfindlichkeit der Nierengegend bei Druck, sparsamer saurer Urin, Eiweiss, Epithelialcylinder, häufig auch Blutkörperchen und frei schwimmende, nicht fettig degenerirte, kernhaltige Epithelien enthaltend.

§. 220. Die parenchymatöse Nephritis (im Scharlach und nach heftigen Erkältungen): Frösteln oder stärkerer Frostanfall, Fieber, Erbrechen, Nierengegend auf Druck empfindlich, ödematöse Schwellung des Gesichts und hierauf Anasarka des ganzen Körpers, oder allgemeiner Hydrops. Urindrängen, gänzliche oder fast gänzliche Sistirung der Urinentleerung. Urin bedeutend eiweisshaltig, schmutzig roth, trübe; Sedimente von hyalinen und Epithelialcylindern, isolirten Epithelzellen, Blutkörperchen. Bei Uebergang in den chronischen Morbus Brightii fettig entartete Epithelien. Parenchymatose Nephritis.

§. 221. Der chronische Morbus Brightii (aus dem acuten sich entwickelnd oder anfangs latent und erst durch den auftretenden Hydrops die Aufmerksamkeit erregend): Urindrang. Schmerzen in der Nierengegend bei tieferem Druck. Urin vermehrt, vermindert oder normal, hell, eigenthümlich grünlich schillernd, constant eiweisshaltig. Bleiche, anämische Gesichtsfarbe. Gedunsenes Gesicht. Der Urin setzt allmälig ein Sediment, aus Eiter- und Blutkörperchen, hyalinen Cylindern und aus lauter kleinsten Fettmolekülen zusammengesetzten (granulirten) Cylindern bestehend, ab. Geringer Harnstoffgehalt. Allgemeine Wassersucht. Bei ungünstiger Wendung: schleichend oder plötzlich auftretende urämische Erscheinungen (stupider Gesichtsausdruck, Schläfrigkeit, Kopfschmerz, Erbrechen, Delirien, Koma, Convulsionen; Urinsecretion meist aufgehoben). Chronischer Morbus Brightii.

§. 222. Die amyloide Degeneration der Niere (Speckniere. — Zwei Arten: diffuse oder auf die Malpighi'schen Körperchen beschränkt) bei durch schwere chronische Krankheiten (Lungentuberculose, langwierige Knocheneiterung, Syphilis) marastisch gewordenen Kranken: Albuminurie, Hydrops, Durchfälle. Urin einen spärlichen weisslichen Bodensatz bildend (welcher aus Speckniere.

fettig entarteten Epithelien, hyalinen und fettig entarteten Cylindern besteht), stark eiweisshaltig, an Harnstoff und Kochsalz arm.

Abnorme Beweglichkeit der Niere.

§. 223. Abnorme Beweglichkeit und Lageveränderung der (meist rechten) Niere: bohnenförmige, bewegliche, reponirbare, in horizontaler Lage häufig verschwindende, sich nicht vergrössernde, unempfindliche Geschwulst an oder unter der Synchondrosis sacro-iliaca. Heftiger Harndrang. Kann sich einklemmen und heftige Symptome machen.

Addison'sche Krankheit.

§. 224. Die Addison'sche Krankheit: Das Wesentlichste soll Entartung der Nebennieren mit Beeinträchtigung des benachbarten Plexus solaris sein. Schleichende Entwickelung. Anämie und abnorme Pigmentbildung in der Haut (anfangs rauchgrau, später mulattenfarbig). Schlechte Ernährung. Grosse Mattigkeit. Manchmal gastrische Störungen, Appetitlosigkeit, Durchfall; häufig zeitweiliger Kopfschmerz.

### 4) Die Hautkrankheiten.

Acute und chronische Hautkrankheiten.

§. 225. Die Hautkrankheiten treten entweder acut auf oder nehmen einen chronischen Verlauf. Man unterscheidet deshalb acute und chronische Hautkrankheiten.

Grundformen.

§. 226. Ihren Grundformen nach unterscheidet man: den Hautfleck (Macula), die Hautstippe (Stigma), das Knötchen (Papula), den Knoten (Tuberculum), die Quaddel (Pomphus), das Bläschen (Vesicula), die Blase (Bulla), die Pustel (Pustula), die Abschilferung (Defurfuratio) und die Abschuppung (Desquamatio).

Acute contagiöse Exantheme.

§. 227. Die sog. acuten Exantheme (Scharlach, Masern, Rötheln, Variolen, Varicellen) treten meist epidemisch auf, sind contagiös, und gehen immer mit (oft sehr heftigem) Fieber einher (siehe unten).

Acute nicht contagiöse Exantheme.

§. 228. Zu den acuten, bald mit, bald ohne Fieber auftretenden, nicht contagiösen Exanthemen gehören: das Erythem, das Erysipelas, die Urticaria, der Herpes und der Pemphigus.

§. 229. Die am häufigsten vorkommenden chronischen Hautkrankheiten sind: das Ekzem, der Herpes, die Psoriasis, die Impetigo, die Prurigo, die Pityriasis, Lichen, Akne, Lupus. Chronische Hautkrankheiten.

§. 230. Die Hautkrankheiten (abgesehen von Scharlach, Masern, Pocken) lassen sich auch in folgender Weise eintheilen: Fernere Eintheilung der Hautkrankheiten.

1) Hautentzündungen, welche wesentlich in einer Hautröthung bestehen; zu diesen gehören:
   a) das Erythem;
   b) das Erysipelas (Unterabtheilungen des letzteren sind: das Erysipelas fixum, migrans, oedematosum, erythematodes, phlyctaenodes, bullosum, pustulosum, gangraenosum) und
   c) die Roseola.

2) Hautentzündungen, bei welchen sich konisch erhabene Knötchen (Papeln) bilden, die in ihrem ganzen ferneren Verlaufe keine weitere Ausbildung (etwa Pustelbildung) erlangen, sondern nach verschieden langem Bestehen als solche ihre Rückbildung erfahren. Hierher gehören:
   a) der Lichen (scrofulosorum und ruber);
   b) die Prurigo (simplex und ferox s. agria).

3) Hautentzündungen, welche Bläschen mit wässerigem Inhalt (Vesiculae) bilden. Hierher gehören:
   a) der Herpes (labialis, praeputialis, — Zoster, Iris, circinatus);
   b) das Ekzema (vesiculosum, papulosum, squamosum, impetiginosum, rubrum s. madidans, — capillitii, faciei, mammae, penis, scroti, extremitatum, marginatum, — medicamentosum [Veratrin, Ol. Crotonis, Unguentum Hydrargyri cinereum], — artificiale, d. h. durch die Beschäftigung [Barbiere, Zuckerbäcker, Waschfrauen] entstanden).

4) Hautentzündungen, welche grössere Blasen (Bullae) bewirken. Hierher gehören:

a) der Pemphigus (vulgaris, foliaceus, — idiopathicus, symptomaticus, syphiliticus neonatorum);
b) die Rupia (simplex, prominens).

5) Hautentzündungen, welche Blasen mit eiterigem Inhalt (Pustulae) bewirken. Hierher gehören:
a) die Impetigo;
b) das Ekthyma (idiopathicum, symptomaticum, cachecticum, syphiliticum);

6) Hautentzündungen, welche Plättchen von abgestorbener Epidermis (Squamae) bewirken. Hierher gehören:
a) die Pityriasis (simplex, rubra);
b) die Psoriasis (punctata s. guttata, diffusa, annulata, gyrata, scutellata, syphilitica);
c) die Ichthyosis (scutellata, scutulata).

7) Hautentzündungen, welche Quaddeln (Pomphi) bewirken.
Hierher gehört:
Die Urticaria (ab irritamentis externis, ab ingestis, a causis internis).

8) Hautapoplexieen oder Hauthämorrhagieen:
a) Petechien;
b) Vibices;
c) Ekchymosen;
d) Purpura.

9) Hautentzündungen, welche Knoten (Tubercula) bilden:
a) Lupus (simplex, serpiginosus, tuberosus, exedens, erythematodes);
b) Lepra (Elephantiasis Graecorum, Spedalskhed);
c) Elephantiasis Arabum.

10) Krankheiten der Talgdrüsen:
a) vermehrte Ausscheidung des Hauttalgs (Seborrhoea);

b) verminderte Ausscheidung des Hauttalgs (Milium, Comedo, Akne).

11) Die parasitären Hautkrankheiten (thierische und pflanzliche):

a) die Scabies (Acarus scabiei);

b) der Favus oder Tinea favosa (Achorion s. Oïdium Schoenleinii);

c) der Herpes tonsurans und circinatus; parasitische Form der Mentagra oder Sycosis (knotige Trichomycosis), des Ekzema marginatum und mancher Formen von Onychomycosis (Trichophyton tonsurans);

d) die Area Celsi s. Porrigo decalvans s. Alopecia circumscripta (Microsporon Audouini);

e) die Pityriasis versicolor (Microsporon furfur);

f) das Erythrasma der Inguinal- oder Axillargegend (Microsporon minutissimum Burghardt und Bärensprung).

## 5) Kranke mit Symptomen, welche auf eine Erkrankung des Gehirns oder seiner Häute deuten.

Krankheiten des Gehirns und der Hirnhäute.

§. 231. Die hauptsächlichsten Krankheiten des Gehirns und der Hirnhäute sind: die Entzündung der Dura mater (Pachymeningitis), die Entzündung der Pia mater (Meningitis simplex oder Leptomeningitis), die epidemische Cerebrospinalmeningitis, die Hämorrhagie der Meningen, die Hyperämie und Anämie des Gehirns, das Hirnödem, die Haemorrhagia cerebri sive parenchymatosa (Apoplexie), die Encephalitis (Erweichung, Abscess, Sklerose), die Hirngeschwülste, die Hirnatrophie, die Embolie und Thrombose der Hirnarterien, der acute und chronische Hydrocephalus, die Thrombose der Hirnsinus.

Die Krankheiten des Schädelraums sind theilweise ausserordentlich schwer zu diagnosticiren, weil nur ein Theil derselben ganz charakteristische Eigensymptome darbietet, während die übrigen vielfach durcheinander fliessende Krankheitsbilder geben.

Acute und chronische Gehirn- und Hirnhautkrankheiten.

§. 232. Acut auftretende Krankheiten sind zumeist: die Entzündungen, die Blutergüsse, die Embolieen, die Anämieen und Hyperämieen, das Oedem; chronisch auftretende: die Encephalitiden, die Hirngeschwülste.

Mit Fieber verlaufen meist: die Entzündungen der Hirnhäute, sowie die Encephalitis nach Apoplexie.

Functionelle Störungen.

§. 233. Physikalische Zeichen der Erkrankungen im Schädelraume giebt es äusserst wenige und nur äusserst feine; die Hauptmasse der Symptome besteht in den functionellen Störungen. Dieselben scheidet man allgemein in Reizungs- und Depressionserscheinungen; ausserdem trennt man sensible, motorische und psychische Störungen.

Sensible Reizungserscheinungen.

§. 234. Sensible Reizungserscheinungen sind: Kopfschmerz, Schwere des Kopfes, Druck in der Stirne und den Augenhöhlen, Schwindel, Flimmern vor den Augen, Ohrensausen, Empfindlichkeit gegen Licht- und Schalleindrücke, Hauthyperästhesieen, Gefühl von Ameisenlaufen.

Sensible Depressionserscheinungen.

§. 235. Sensible (resp. sensuelle) Depressionserscheinungen sind: Anästhesieen verschiedener Art, herabgesetztes oder aufgehobenes Seh- und Hörvermögen.

Motorische Reizungserscheinungen.

§. 236. Reizungserscheinungen der motorischen Sphäre sind: Zittern, Zuckungen, Contracturen der Muskeln, partielle oder allgemeine Krämpfe, Pupillenverengerung, Schielen, Nystagmus.

Motorische Depressionserscheinungen.

§. 237. Depressionserscheinungen der motorischen Sphäre sind: Schwäche oder Lähmung einzelner Muskeln (besonders im Gesicht) oder ganzer Gruppen, Zungenabweichung, Herabhängen der Mundwinkel, Ptosis, Doppelsehen, Pupillenerweiterung.

Vagusreizung.

§. 238. Reizung des Vagus: abnorm langsamer Puls, Erbrechen.

Vaguslähmung.

§. 239. Lähmung des Vagus: jagender Puls; langsame, stockende Respiration.

Psychische Reizungserscheinungen.

§. 240. Psychische Reizungserscheinungen sind: Schlaflosigkeit, Ideenjagd, Hallucinationen, Delirien.

§. 241. Psychische Depressionserscheinungen sind: Theilnahmlosigkeit, Benommenheit, Schlafsucht (Sopor), Bewusstlosigkeit (Koma). Psychische Depressionserscheinungen.

§. 242. Da die verschiedenen Hirntheile verschiedenen Functionen vorstehen, so lassen sich aus gewissen Gruppen von Functionsstörungen häufig Schlüsse auf die erkrankte Region des Schädelinhalts machen. Gruppen von Functionsstörungen

§. 243. Die Affectionen an der Convexität des Hirns beeinträchtigen gern vorwiegend die Intelligenz; die der grossen sog. Hirnganglien (Thalamus nervi optici, Corpus striatum, Nucleus lentiformis) und der Grosshirnschenkel die motorischen, zuweilen auch die sensiblen Functionen. Erscheinungen von Affectionen der Hirnconvexität, der Hirnganglien und der Grosshirnschenkel.

§. 244. Ist die Affection auf eine Grosshirnhälfte oder einen Hirnschenkel (i. e. vor der Kreuzung) beschränkt, so tritt die Functionsstörung in der entgegengesetzten Körperhälfte auf (hemiplegische Affectionen). Hemiplegische Affectionen.

§. 245. Bei Erkrankungen der Fossae Sylvii, namentlich der linken, zeigt sich neben hemiplegischen Erscheinungen häufig das Symptom der Asymbolie, d. i. das Unvermögen, die allgemeinen Symbole (Sprache, Zahlen, Buchstaben, Geberden) zu verstehen oder zu gebrauchen (Aphasie, Agraphie, Amimie). Erkrankungen der Fossae Sylvii

§. 246. Die an der Hirnbasis verlaufenden Affectionen verrathen sich durch Störungen in den dort austretenden Nerven (Opticus, Oculomotorius, Abducens, Nerv, Trigeminus, Facialis, Acusticus etc.). Erscheinungen von Affectionen der Hirnbasis.

§. 247. Die Hirnerkrankung, wenn einseitig, findet sich meist auf derselben Seite der Basis, wie der Nerv, dessen Functionirung gelitten hat. Einseitige Hirnerkrankung.

§. 248. Motorische oder sensible Functionsstörungen beider Körperhälften deuten, sobald Hirnnerven überhaupt mit betroffen sind, auf Affectionen des Pons, der Medulla oblongata, dês Kleinhirns. Functionsstörungen beider Korperhälften.

§. 249. Unter Herdsymptomen versteht man, im Gegensatz zu den allgemeinen sog. Kopfsystomen, diejenigen, welche auf einen bestimmten Punkt im Schädel- Herdsymptome.

raume als Ort der Erkrankung deuten: Flimmern, Sehschwäche, Blindheit eines Auges; Erweiterung oder Verengerung einer Pupille; Brausen, Schwerhörigkeit, Taubheit eines Ohres; umschriebener Kopfschmerz; halbseitige Krämpfe, Lähmungen, Neuralgieen etc.

Im Nachfolgenden soll die Diagnose einzelner hauptsächlicher Gehirnkrankheiten, soweit dies in Kürze möglich, angegeben werden.

Meningitis der Convexität.

§. 250. Meningitis der Convexität. — Man stellt die Diagnose bei Vorhandensein von hohem Fieber, hohem Puls, sehr heftigem Kopfschmerz und anderer sensibler Reizungserscheinungen, psychischer Reizung, Zuckungen, Pupillenverengerung, Erbrechen, unter Hinzutreten eines zweiten Stadiums, in welchem bei Fortdauer von hohem Fieber und Kopfschmerz abnorm langsamer Puls, psychische Depression, Convulsionen, Nackenstarre, Pupillenerweiterung und insbesondere Intelligenzstörungen zur Beobachtung kommen.

Meningitis der Basis.

§. 251. Meningitis der Basis (tuberculöse Basilarmeningitis, acuter Hydrocephalus. — Die Krankheit kommt fast nur bei Kindern vor. Man stellt die Diagnose annähernd, wenn nach einem bis Wochen langen unbestimmten Vorstadium heftiger Kopfschmerz, unruhige Träume mit Aufschreien, Verstopfung, Erbrechen, Pupillenverengerung, Nackencontractur, Fieber und Pulserhöhung eintreten. Die Diagnose wird sicher, wenn wiederholte Convulsionen, halbseitige Lähmungen und Contracturen, Schielen, wechselnde Pupillendilatation, Sehstörungen, sensible und psychische Depression (Sopor, Fatuität, Knirschen mit den Zähnen, automatische Bewegungen), langsamer Puls, unregelmässiges Athmen hinzutreten.

Im Schlussstadium, 12—24 Stunden vor dem Tode, wird der Puls sehr frequent, und tritt unter tiefem Koma Sphinkterenlähmung (Blase, Mastdarm) ein.

Epidemische Cerebrospinalmeningitis.

§. 252. Epidemische Cerebrospinalmeningitis siehe unten §. 306.

§. 253. Apoplexia cerebri. — Apoplexie nennt man einen Bluterguss in die Substanz des Gehirns durch Berstung eines entarteten Gefässes, und zwar vorwiegend in die Grosshirnhemisphären, seltener in die Grosshirnschenkel. Die Folge desselben ist eine Lähmung der willkürlichen Beweglichkeit in den Muskeln der Extremitäten, zuweilen auch des Gesichts und der Zunge auf der entgegengesetzten Seite (zuweilen auch in gleicher Gegend sensible Lähmung). Der Bluterguss beeinträchtigt anfangs das übrige Gehirn durch Druck, wenn er gross ist, und nach einigen Tagen durch die entzündliche Reaction der Umgebung. Die Apoplexie trifft fast nur Leute der höheren Altersklassen. Apoplexia cerebri

Im Beginn, im apoplektischen Insult, stellt man die Diagnose, wenn bei dem Patienten plötzlich oder in ganz kurzer Zeit Bewusstlosigkeit (vom Schlage getroffen), schnarchende, unregelmässige Respiration, abnorm langsamer Puls, Schlagen (heftiges Pulsiren) der Carotiden, Pupillenverengerung, Sphinkterenlähmung, Erbrechen eingetreten sind.

In den nächsten Tagen erscheint bei wiedergekehrtem Bewusstsein die charakteristische halbseitige Lähmung, daneben noch etwas psychische Depression, Sprachstörung, sensible Reizungen, Zuckungen oder Contractur der gelähmten Theile; etwas Fieber.

Noch später kommt nur die charakterische Lähmung (sensibel und motorisch) zur Beobachtung.

§. 254. Embolie der Arteria fossae Sylvii. — Unter Embolie der Arteria fossae Sylvii versteht man die Verstopfung der genannten Arterie durch ein herbeigeschwemmtes Gerinnsel. Es ist daher Vorbedingung dieser Affection, dass irgendwo zwischen Herz und Arterie eine Gerinnselbildung stattfinde (Herzfehler, Aneurysma der Aorta oder Carotis communis). Die Embolie erfolgt fast ausnahmslos in die linke Arteria fossae Sylvii. Embolie der Art fossae Sylvii.

Die Folge dieser Verstopfung ist eine plötzlich eintretende hochgradige Anämie in dem Hauptttheil der Grosshirnhemisphäre, mit ausgebreiteter Functionsstörung, i. e. motorische Lähmung der entgegengesetzten Körperhälfte und Sprachlähmung (nicht Zungenlähmung), welche nur zum Theil wieder schwinden. Die Embolie kann jedes Lebensalter treffen. Man stellt die Diagnose der Embolie, wenn bei einem mit apoplektischem Insult Erkrankten eine Lähmung der rechten Körperhälfte zurückbleibt, häufig verbunden mit Sprachlähmung (Aphasie), bisweilen mit Amimie und Agraphie, und ein Herzfehler (Geräusch am linken Herzen) oder ein Aneurysma der Aorta oder Carotis communis (Geräusch und Schwirren über den genannten Arterien) sich nachweisen lässt.

Hirn- und Hirnhauttumoren.

§. 255. Hirn- und Hirnhauttumoren. — Man versteht unter diesen Tumoren umschriebene Neubildungen im Schädelraum (Carcinom, Sarkom, Syphilom, Tuberkel, Echinococcus, Cysticercus, Aneurysmen der Arterien etc.). Alle diese Tumoren wachsen langsam und zeigen ein entsprechendes Ansteigen der Symptome. Sie geben sich kund einestheils durch die lokalen Zerstörungen und Reizungen der betreffenden Hirntheile oder Nervenzüge (Herdsymptome), anderntheils durch sog. allgemeine Hirnsymptome.

Man stellt demnach die Diagnose eines Tumor, wenn in allmälig wachsender Stärke vorhanden sind:

einestheils: hartnäckiger Kopfschmerz, Schwindel, zeitweise Erbrechen, psychische Depression, Apathie, Anfälle von Bewusstlosigkeit und Convulsionen, allgemeine Hyperästhesie, körperliche Schwäche;

anderntheils: Erscheinungen von Seiten einer bestimmten Hirn- oder Nervenpartie, z. B. Lähmung oder Contractur oder Zuckungen eines Arms oder einer Körperseite, beschränkte Hyper- oder Anästhesieen; Lähmung eines oder mehrerer benachbarter Hirnnerven; Lähmung eines, Reizung des benachbarten Nerven; Combination von halbseitiger Lähmung mit Lähmung der Hirnnerven auf der andern Seite (wenn ein Tumor ausser den Grosshirnganglien, z. B. das Corpus striatum, auch noch die darunter an der Basis hinziehenden Nerven beeinträchtigt).

Mit kurzen Worten: man stützt die Diagnose auf die

Beobachtung des allmäligen Auftretens und Wachsens von allgemeinen Hirnerscheinungen in Verbindung mit den Herdsymptomen (siehe oben §. 249).

Ob ein motorischer Nerv in seinem Ursprunge (central) oder in seinem Verlaufe (peripher) afficirt ist, zeigt das elektrische Verhalten, d. h. der faradische Strom erzeugt Zuckungen der betreffenden Muskeln nur bei centralem Sitze der Affection.

§. 256. Encephalitis (Hirnabscess). — Sie entsteht fast nie spontan, meist in Folge von Trauma oder einer aus der Nachbarschaft fortgeleiteten Entzündung (embolisch bei Pyämie). Sie zeigt in allmäligem Wachsthum die beim Tumor erwähnten Allgemeinsymptome, ebenso wie die Herdsymptome, mit dem charakteristischen Unterschiede, dass die letzteren beim Tumor stetig wachsen, bei der Encephalitis aber auffallend grosse Schwankungen darbieten. Encephalitis.

§. 257. Chronischer Hydrocephalus. — Unter chronischem Hydrocephalus versteht man eine hochgradige Ausdehnung der Hirnventrikel durch Wassererguss mit consecutiver Beeinträchtigung der Hirnsubstanz und Auseinanderweichen der Schädelknochen. Chronischer Hydrocephalus

Man stellt die Diagnose auf chronischen Hydrocephalus bei einem Patienten mit verhältnissmässig grossem Kopf, Abschwächung der Intelligenz bis zum Blödsinn, allgemeiner motorischer Schwäche (unsicherer, taumelnder Gang, unsicheres Greifen), Anfällen von Convulsionen, Erbrechen, Kopfschmerzen.

### 6) Kranke mit Symptomen, welche auf eine Erkrankung des Rückenmarks und seiner Häute deuten.

§. 258. Die hauptsächlichsten Krankheiten des Rückenmarks und seiner Häute sind: die acute und die chronische Entzündung der Rückenmarkshäute (Meningitis spinalis), die Hyperämie des Rückenmarks, die Blutergüsse in das Rückenmark und seine Häute (Apoplexia spinalis), die Entzündung des Rückenmarks (Myelitis), die Tabes dorsualis (Rückenmarksschwindsucht). Krankheiten des Rückenmarks und seiner Häute.

Fieberhafte Rückenmarks-krankheiten.

§. 259. Mit Fieber verlaufen nur die acute Meningitis spinalis und die acute Myelitis.

Symptomen-eintheilung.

§. 260. Die Symptome der Krankheiten des Rückenmarks und seiner Häute lassen sich wie bei den Krankheiten des Gehirns und seiner Häute scheiden in motorische und sensible, sowie in Reizungs- und Depressionserscheinungen.

Motorische Reizungs-erscheinungen.

§. 261. Motorische Reizungserscheinungen sind: Zuckungen (gruppenweise oder fibrilläre), Spannungen, Contracturen, Krämpfe. Bei Ergriffensein der Athmungsmuskeln: stockende, mühsame Athmung ohne Bewegung des Thorax.

Motorische Depressions-erscheinungen.

§. 262. Motorische Depressionserscheinungen sind: Schwäche oder Lähmung einzelner Muskeln (Detrusor und Sphincter vesicae, Musculatur des Rectum) oder ganzer Gruppen; sie entstehen und wachsen in der Regel von unten nach oben.

Sensible Reizungs-erscheinungen.

§. 263. Sensible Reizungserscheinungen sind: Rückenschmerz, spontan, auf Druck oder Bewegung; Empfindlichkeit der Processus spinosi; Hyperästhesieen der Haut und Muskeln; Neuralgieen; Gefühl von Spannung um den Leib, von Druck in den Fusssohlen, erhöhte Reflexreizbarkeit.

Sensible Depressions-erscheinungen.

§. 264. Sensible Depressionserscheinungen sind: Anästhesieen, mangelhaftes Muskelgefühl (Gefühl der Stellung und Bewegung der Glieder).

Coordinations-störungen.

§. 265. Dazu treten, der sensiblen und motorischen Sphäre gleichzeitig angehörend, die Erscheinungen von gestörter Coordination; das heisst: die Glieder führen die gewollten Bewegungen nur ungeschickt, mangelhaft und schwach aus, zuweilen gestört durch gleichzeitige Action anderer Muskelgruppen, während die rohe Kraft der betreffenden Glieder erhalten ist (stampfender Gang).

Paraplegische Affectionen.

§ 266. Im Gegensatz zu den Gehirnkrankheiten ist festzuhalten, dass bei den Rückenmarkskrankheiten die psychischen Symptome ganz fehlen, die sensiblen und motorischen Störungen aber nur höchst selten halbseitige sind und vorwiegend beide Körperhälften, nahezu gleichmässig, treffen (paraplegische Affectionen). Die Mehrzahl der Rückenmarkskrankheiten setzen ganze grosse Abschnitte in Functionsstörung, ganz vorwiegend den untern und mittlern Theil.

Acute Spinalmeningitis.

§. 267. Meningitis spinalis acuta. — Man stellt die Diagnose der acuten Spinalmeningitis bei Erkrankung mit Fieber, sehr heftigen sensiblen und motorischen Reizungserscheinungen (in schweren Fällen Betheiligung der Thoraxmusculatur), denen sich bald motorische Depressionserscheinungen (Blase, Darm) anschliessen.

Chronische Spinalmeningitis.

§. 268. Meningitis spinalis chronica. — Die chronische Spinalmeningitis entwickelt sich aus der vorigen oder spontan. Man versucht ihre Diagnose auf Grund von mässigen sensiblen und motorischen Reizungserscheinungen, welchen sich bald leichte sensible, vorzüglich aber allmälig aufsteigende motorische Depressionserscheinungen zugesellen (leichte Anästhesieen in den Füssen, unsicherer, kraftloser Gang, Blasen-, Mastdarmstörungen).

Myelitis acuta.

§. 269. Myelitis acuta. — In den häufigsten Fällen mit Meningitis spinalis acuta combinirt und daher meist die Erscheinungen der Myelitis von den acuten Erscheinungen der Meningitis (Fieber, erhöhte Temperatur, reichlicher Schweiss, heftiger Rückenschmerz, schmerzhafte Starre der Rumpfmuskeln, Hyperästhesie der Extremitäten, intactes Bewusstsein) verdeckt. Erst mit dem Eintritt einer vollkommen paraplegischen Lähmung wird die Annahme wahrscheinlicher, dass gleichzeitig eine Myelitis bestanden habe.

Myelitis chronica.

§. 270. Myelitis chronica. — Falls sie spontan entsteht, lässt sie sich nur schwer von dem Bilde der Meningitis spinalis chronica trennen. Man nimmt Myelitis an, wenn nach dem Stadium einer schwachen sensiblen und motorischen Reizung eine beträchtliche motorische Depression folgt. Eine hochgradige Myelitis mit fast vollständiger Unterbrechung der Rückenmarksleitung erfolgt zuweilen nach einem Trauma oder Caries der Wirbelsäule. In diesem Falle besteht, mit Ausnahme einer hohen Reflexreizbarkeit, eine oft absolute motorische und sensible Depression.

Tabes dorsualis. §. 271. Tabes dorsualis. — Die Tabes (Rückenmarksdarre, graue Degeneration der hinteren Rückenmarksstränge [Leyden], Ataxie locomotrice progressive [Duchenne]) charakterisirt sich anatomisch durch die Degeneration der Hinterstränge. Dem entsprechend macht man die Diagnose der Tabes bei allmäligem Wachsen und Aufsteigen von untermischt sensibler Reizung und Depression (wobei schliesslich die letztere erheblich wird), mässiger motorischer Reizung, Störung der Coordination, Störung von Blase und Mastdarm, Störung der Geschlechtsfunction.

7) Kranke mit Symptomen, welche auf eine Erkrankung der peripheren Nerven deuten.

Krankheiten der peripheren Nerven. §. 272. Neuralgieen des Trigeminus (Tic douloureux), Intercostalneuralgie, Ischias antica und postica, Lumbago (Schmerz in der Lendengegend). — Diese Affectionen finden sämmtlich ihre Erklärung in ihren Namen. Die Diagnose ist bei Berücksichtigung der anatomischen Verhältnisse klar.

Tic convulsif. §. 273. Tic convulsif (mimischer Gesichtskrampf). — Motorische Reizung im Bereiche eines Nervus facialis.

Hemikranie. §. 274. Hemikranie (Migräne). — Halbseitiger Kopfschmerz, zuweilen mit Injection der Conjunctiva des betreffenden Auges.

8) Allgemeine Neurosen.

Allgemeine Neurosen. §. 275. Zu den allgemeinen Neurosen gehören: die Epilepsie, die Chorea, die Hysterie, die essentielle Kinderlähmung, die progressive Muskelatrophie.

Epilepsie. §. 276. Die Epilepsie ist eine aus Krampfanfällen bestehende Krankheit, welche in unbestimmtem Rhythmus wiederkehren.

Der Anfall besteht aus anfangs tonischen, dann klonischen Krämpfen der gesammten Körpermusculatur, während welcher das Bewusstsein vollständig erloschen ist. Derselbe beginnt meistens mit einem Schrei, dauert bis zu einer Viertelstunde und geht meist in Schlaf über.

Sehr häufig wird die Zunge durch Beissen im Anfalle verletzt, und die daraus entstehenden Narben bieten eine wesentliche Unterstützung, wenn die Diagnose aus der Anamnese gestellt werden soll.

§. 277. Tetanus. — Tetanus nennt man einen auf bisher unsicherer anatomischer Grundlage beruhenden Reizzustand der motorischen Rückenmarkstheile, incl. des verlängerten Markes, in Folge dessen die Körpermusculatur ganz oder theilweise in dauernder, anfallsweise hochgesteigerter Contraction sich befindet. Der Tetanus entsteht nach Wunden, besonders der Extremitäten (Tetanus traumaticus), oder starken Erkältungen (Tetanus rheumaticus). Der Tetanus neonatorum ist wohl eine Folge der Nabelwunde und gehört daher zum Tetanus traumaticus. Tetanus.

Die Hauptsymptome sind: im Anfang Nackensteifheit, Spannung in den Kaumuskeln, später tonische Krämpfe und Contracturen der Muskeln des Nackens und Rückens, der Kiefer bis zum Verschluss des Mundes (Trismus), des Zwerchfells und des Brustkorbs (Athemnoth), der Extremitäten, des Gesichts (Facies tetanica), Fieber, in schweren Fällen sehr hoch, reichliche Schweisse, hochgradige Reflexreizbarkeit, ganz freie Intelligenz.

Je nach der Wirkung der contrahirten Muskelgebiete unterscheidet man: Opisthotonus, Emprosthotonus, Pleurothotonus, Orthotonus. Die fast stets leicht contrahirten Muskeln werden im Anfalle brethart und ungemein schmerzhaft. Die Krampfanfälle erfolgen in unregelmässigen Pausen, auf der Höhe der Krankheit fast unaufhörlich, auf den leichtesten äusseren Reiz (Erschütterung, Berührung, Luftzug), sowie bei versuchten Bewegungen und spontan; sie können bis über eine

Stunde lang anhalten und werden im günstigen Falle seltener und kürzer. Die Krankheit dauert im Genesungsfalle zuweilen Monate lang.

Die Diagnose ergiebt sich von selbst.

Chorea

§. 278. Chorea (Veitstanz). — Die Chorea ist eine bis zu 20 Wochen dauernde Krankheit, vorwiegend der weiblichen Entwicklungsperiode. Sie ruht vorzugsweise auf anämischem Boden und wird häufig durch rheumatische Einflüsse hervorgerufen.

Die Chorea charakterisirt sich durch eine abnorme motorische Reizbarkeit, in Folge welcher die willkürlichen Muskeln bei jeder intendirten Bewegung ungewollte Mitbewegungen ausführen, welche die gewollte Bewegung stören, unzweckmässig, zuweilen sogar unmöglich machen (die Patienten schneiden Grimassen beim Sprechen, winden und drehen die Arme, wenn sie etwas anfassen, und haben einen unregelmässigen, stolpernden Gang). Die Diagnose ist nicht zweifelhaft.

Hysterie.

§. 279. Hysterie. — Die Hysterie ist eine vorwiegend weibliche Krankheit und charakterisirt sich als eine Mischung von Reizungs- und Depressionserscheinungen der psychischen, motorischen und vorzüglich der sensiblen Sphäre im Gebiete des Gehirns und Rückenmarks, von unbestimmter Dauer, welche jedoch, weil ohne erhebliche anatomische Grundlage, fortwährend wechseln und jeden Augenblick verschwinden können. Meist sind daneben Störungen der Sexualorgane vorhanden.

Als besonders häufige Erscheinungen sind zu nennen: der Clavus hystericus, ein bohrender einseitiger Kopfschmerz neben der Sutura sagittalis, und der Globus hystericus, ein drückendes Gefühl in der Hals- und oberen Brustgegend.

Essentielle Kinderlähmung.

§. 280. Essentielle Kinderlähmung. — Unter essentieller Kinderlähmung versteht man eine bei Kindern unter fieberhaften Symptomen (zuweilen denen einer Gehirnentzündung) entstehende Lähmung einzelner Glieder oder Muskelgruppen, vorzüglich an den Beinen, mit Atrophie der betreffenden Muskeln. Zuweilen ist die Lähmung eine paraplegische. Fast nie sind sämmtliche Muskeln eines Gliedes betroffen.

Die Krankheit ist wahrscheinlich eine umschriebene Myelitis spinalis. Die Diagnose ist unzweifelhaft.

§. 281. Progressive Muskelatrophie. — Die progressive Muskelatrophie ist eine seltene Krankheit der Erwachsenen und besteht in einer Atrophie einzelner Muskeln, welche fast immer an den oberen Extremitäten beginnt (Deltoideus, Daumenmuskeln, Interossei) und sich langsam in unregelmässigen Sprüngen über die andern Extremitäten ausbreitet. Die atrophischen Muskeln beginnen parallel ihrer Abnahme den Dienst zu versagen. Die Diagnose ist klar. — Progressive Muskelatrophi

Bei vielen Erkrankungen des Nervensystems lässt sich die Diagnose durch die elektrische Untersuchung noch genauer fixiren; doch gelingt es nur dem mit diesem Hülfsmittel vollständig Vertrauten.

## 9) Vergiftungen.

§. 282. Häufiger vorkommende Vergiftungen sind: die Blei-, Phosphor-, Quecksilber- und Arsenvergiftung, sowie das Delirium tremens (Alkoholvergiftung). Vergiftungen

§. 283. Bleivergiftung. — Die acute Bleivergiftung entsteht durch Aufnahme einer grossen Menge Blei in den Magen (gefälschter Wein); sie kommt nur selten vor. Bleivergiftung

Symptome: Heftige Magenschmerzen, Uebelkeit, Erbrechen, meist Verstopfung, taubes Gefühl und Schwäche der Extremitäten, häufig verlangsamter Puls, zuletzt Schluchzen, Ohnmacht, zuweilen Convulsionen. Wenn der Tod nicht eintritt, folgen die Zeichen der chronischen Bleivergiftung.

Die chronische Bleivergiftung, weit häufiger, entsteht durch länger fortgesetzte Aufnahme kleiner Mengen von Blei, vorwiegend beim Gewerbebetrieb der Hüttenarbeiter, Austreicher, Schriftgiesser und Schriftsetzer, Töpfer; selten erkranken Personen, welche längere Zeit Bleimedicamente oder durch die Packung bleihaltig gewordenen Schnupftabak gebrauchen.

Die Symptome scheiden sich nach besonderen Gruppen, welche einzeln oder zusammen vorkommen können.

Bleikachexie: Abmagerung, Blässe, fahle oder leicht icterische Gesichtsfarbe, graugesäumtes Zahnfleisch, übler Geschmack, Verdauungsstörungen, zuweilen völlige Abzehrung ohne besondere Lokalaffection (Tabes saturnina).

Bleikolik: nach einigen Verdauungsstörungen heftiger schnürender Schmerz der Nabelgegend, der sich anfallsweise steigert, stark eingezogener Unterleib, complete, bis Wochen lang anhaltende Verstopfung, meist retardirter Puls. Die Bleikolik ist oft das erste Zeichen der Vergiftung, weicht bald vollständigem Wohlbefinden, kehrt aber bei andauernder Schädlichkeit leicht wieder.

Affectionen des spinalen Nervensystems: heftige fixirte Gelenkschmerzen ohne Anschwellung; Anästhesieen verschiedener Gegenden, oft sehr früh auftretend; Lähmung der Extensoren an Händen und Füssen, selten anderer Muskeln, mit Atrophie und häufig Verlust der Faradocontractilität — an der Hand mit constanter Verschonung des Supinator longus und brevis — zuweilen Tremor der oberen Extremitäten.

Affectionen des Gehirns, meist spät auftretend: epileptiforme Anfälle, Delirien, Koma, meist nachdem Kopfschmerz, Schwindel, melancholische Verstimmung vorausgegangen.

Die Diagnose der acuten Bleivergiftung gründet sich auf den chemischen Nachweis des Bleies in den genossenen Substanzen, die der chronischen auf den Nachweis der Beschäftigung des Kranken mit Blei, bei Vorhandensein eines der beschriebenen Symptomcomplexe; sie wird sichergestellt durch die Erscheinungen der Kachexie.

Delirium tremens.

**§. 284.** Delirium tremens. — Das Delirium tremens ist eine nicht selten zur Beobachtung kommende mit nervösen und psychischen Störungen einhergehende Intoxicationskrankheit, welche in Folge chronischen Alkoholmissbrauchs entweder spontan oder aus

Anlass einer heftigen Gemüthsbewegung oder von fieberhaften Störungen (Pneumonie, Typhus, grosse Verletzungen) auftritt.

Hauptsymptome sind: Delirien jeder Art bis zur stärksten Tobsucht, oft bei theilweise erhaltener geistiger Klarheit; stotternde, undeutliche Sprache, Zittern der Hände, Schlaflosigkeit, nicht selten Bewegungs- und Zerstörungstrieb, Fieber. Die Delirien beschäftigen sich mit Vorliebe mit kleinen Körpern, Thierchen, Würmern, Geld etc.

Von den Fieber- und Erschöpfungsdelirien unterscheidet sich das secundäre Delirium tremens durch sein Auftreten gleich im Beginn der betreffenden Krankheit, das hochgradige Zittern und die leicht erkennbare aetiologische Beziehung zum Potatorium.

10) Kranke mit Symptomen, welche auf Erkrankung des ganzen Organismus deuten.

§. 285. Constitutionskrankheiten. — Während bei den sog. Lokalkrankheiten, welche in einem bestimmten Organe bestehen, das erkrankte Organ fast immer Veränderungen darbietet, die der physikalischen Untersuchung zugänglich sind und dadurch schon bei der ersten Untersuchung die Stellung einer Diagnose erlauben, haben die Constitutionskrankheiten, d. h. die Erkrankungen des ganzen Organismus, ihren eigentlichen Sitz und Herd im Blute, in welchem sie mit den gegenwärtigen Mitteln der Wissenschaft nicht zu erkennen sind. Erst wenn die verschiedenen, für die einzelnen Krankheiten charakteristischen Localisationen in den Organen zu Stande kommen, ist es möglich, in Verbindung mit der Anamnese in manchen Fällen eine Diagnose zu stellen, in anderen Fällen bedarf es dazu ausserdem noch einer Tage oder Stunden fortgesetzten Beobachtung des Verlaufs. Constitutionskrankheiten.

§. 286. Man unterscheidet:

1) nach dem Ursprung: Infectionskrankheiten, entstehend durch Contagien oder Miasma, und nicht Infections- und nicht infectiöse Krankheiten.

infectiöse Krankheiten, anscheinend spontan auftretend;

2) nach dem Verlaufe: acute und chronische Constitutionskrankheiten.

Acute Infectionskrankheiten.

§. 287. Acute Infectionskrankheiten sind: Pocken, Scharlach, Masern, Varicellen, Intermittens, Diphtheritis, Typhus recurrens (Febris recurrens), Typhus abdominalis, Typhus exanthematicus, Meningitis cerebrospinalis, Septhämie, Pyämie, Cholera, Dysenterie. Letztere beide Krankheiten localisiren sich constant nur im Darmkanale, sodass man sie mit demselben Rechte unter die Lokalkrankheiten versetzen könnte.

Chronische Infectionskrankheiten.

§. 288. Chronische Infectionskrankheiten sind: Syphilis acquisita und Syphilis congenita.

Von Thieren übertragene Infectionskrankheiten.

§. 289. Von Thieren auf Menschen übertragene Infectionskrankheiten sind: Trichinosis, Hundswuth, Rotz, Pustula maligna.

Acute nicht infectiöse Krankheiten.

§. 290. Acute nicht infectiöse Krankheiten sind: Grippe, acuter Gelenkrheumatismus (Polyarthritis acuta), acute Gicht, Morbus maculosus Werlhofii.

Chronische nicht infectiöse Krankheiten.

§. 291. Chronische nicht infectiöse Krankheiten sind: Chlorose, Skorbut, Skrofulose, Leukämie, Diabetes mellitus inositus und insipidus.

Acute Infectionskrankh.

### 1) Acute Infectionskrankheiten.

Acute Exantheme

§. 292. Die acuten Exantheme, Pocken, Scharlach, Masern und Varicellen, befallen in der Regel ein Individuum nur einmal im Leben und lassen sich demnach schon bei der allgemeinen Anamnese theilweise ausschliessen.

Pocken.

§. 293. Pocken. — Das Pockenexanthem besteht anfangs aus rothen, etwas erhabenen Knötchen, auf deren Spitze rasch ein Bläschen entsteht, dessen Inhalt rasch weiss und eiterartig wird. Die entwickelte Pocke kann bis halberbsengross werden. In schwereren Fällen erfolgen häufig Blutaustretungen in die Pocke, wodurch dieselbe dunkel wird (schwarze Pocken). Nach 2 bis 7 Tagen vertrocknen die Pocken und hinterlassen Narben.

Pocken sind anzunehmen, im Prodromalstadium vor Ausbruch des charakteristischen Exanthems, wenn Anamnese und Status praesens ergeben: Unwohlsein von 1 bis höchstens 4 Tagen, beginnend mit Schauern oder Schüttelfrost, heftige Fiebererscheinungen bis zu 41° C., lästige Kreuz- und Rückenschmerzen, Kopfschmerz, zuweilen Schmerz in der Milzgegend, leichten Rachenkatarrh. Am 3. bis 5. Tage nach dem Schüttelfrost erfolgt die Eruption. Nach Ausbruch des Exanthems ist ein Zweifel nicht mehr möglich.

Festzuhalten ist, dass dem Ausbruche des Pockenexanthems zuweilen ein fleckiger oder flächenhafter rother, etwas erhabener Ausschlag (masern- oder scharlachartig) vorausgeht, welcher über sämmtliche oder einzelne Partieen des Körpers sich verbreitet. Derselbe schwindet nach 6 bis 24 Stunden, indem er dem eigentlichen Exanthem Platz macht. Die Pocken besetzen den ganzen Körper, auch Zunge und Rachen, und sind an diesen Theilen zuweilen eher mit Sicherheit zu erkennen, als am übrigen Körper. Die schweren Grade von Pocken (grosse, sehr zahlreiche, zuweilen confluirende Pusteln) bezeichnet man als Variola vera, die milderen Formen als Varioloiden, die ganz leichten zuweilen als Spitzpocken.

Einzelne bezeichnen als Variola vera die Fälle, in welchen das Fieber nach dem Eruptionsabfall auf 37,5° C. und noch tiefer wieder in die Höhe steigt, die übrigen Fälle dagegen als Varioloiden.

§. 294. Scharlach. — Prodromalstadium: Unwohlsein von 1 bis 2 Tagen, beginnend mit öfterem Schauer, selten mit Schüttelfrost; sehr hohes Fieber mit den zugehörigen Erscheinungen; bei Kindern häufig Erbrechen, Krämpfe. Constant Schmerz beim Schlingen in Folge von katarrhalischer oder diphtheritischer Angina. Nach Ausbruch des Exanthems, welches meist am Halse beginnt und sich sehr rasch ausbreitet, meist gesteigerte Symptome von Seiten der Angina, Eiweiss mit Epithelialcylindern im Harn; in späteren Stadien daneben Oedem im Gesicht, an den Füssen, Geschlechtstheilen. Das Scharlach

Scharlachexanthem besteht anfangs aus kleinen, rothen, wenig erhabenen Stippchen, welche rasch zu einer anfangs fleckigen, später allgemeinen Röthung confluiren. Die Haut ist turgescirend. Zuweilen schiessen kleine Bläschen in der allgemeinen Röthung auf, oder erscheinen Petechien. Das Exanthem heilt mit zuweilen unmerklicher, häufig, besonders an den Händen, fetzenförmiger Abschuppung.

Masern.

§. 295. Masern. — Prodromalstadium: Erkrankung seit 1 bis 3 Tagen, beginnend mit Frösteln, selten mit Schüttelfrost; Fieber mittelstark. Katarrh der Conjunctiva, der Nase, der Luftwege. Das charakteristische Exanthem wird gebildet durch rothe, linsengrosse, erhabene Flecke, welche zuweilen zu unregelmässigen Figuren confluiren. Es beginnt im Gesicht um Mund und Augen und überzieht rasch den Körper. Daneben bestehen die erwähnten Katarrhe. In schweren Fällen erfolgen in den Masernflecken kleine Blutaustritte, welche das Exanthem dunkler färben. Die Heilung des Exanthems erfolgt unter kleienförmiger Hautabschuppung.

Varicellen.

§. 296. Varicellen sind nicht die leichteste Form der Blattern, wohin der beiden gemeinsame Name „Spitzpocken" zu deuten scheint, sondern eine Krankheit sui generis. Sie sind im Prodromalstadium kaum zu diagnosticiren; erst das Exanthem giebt Aufschluss. Sehr häufig fehlt ein merkbares Prodromalstadium gänzlich. Das Exanthem besteht aus einzelnstehenden, hauptsächlich und zuerst am Kopfe, später am übrigen Körper rasch auf einer leicht hyperämischen und gar nicht oder nur wenig geschwollenen Basis unter Temperatursteigerung aufschiessenden kleinen wasserhellen Bläschen, welche meist bald eintrocknen, ohne in Eiterung überzugehen. Mit dem Ausbruch des Exanthems erreicht die Temperatur ihr Maximum und fällt dann schnell zur Norm herab. Der Ausbruch erfolgt gewöhnlich in Nachschüben. Sie hinterlassen keine oder seltener eine schwach vertiefte, schnell sich ausgleichende Narbe.

Febris intermittens.

§. 297. Intermittens. — Die Febris intermittens, das Wechselfieber, entsteht durch Infection mit Malaria-

(Sumpf-)gift, worauf bei der Anamnese Rücksicht zu nehmen ist. Es ist charakterisirt durch Fieberparoxysmen, welche regelmässig wiederkehren: täglich, Intermittens quotidiana; einen Tag um den andern, Intermittens tertiana; jeden vierten Tag, Intermittens quartana, während die Zwischenzeiten fieberfrei sind. Jeder Paroxysmus zerfällt 1. in ein Froststadium (Schüttelfrost, kühle, blasse Haut, kleiner, harter Puls, hohe Temperatur der innern Organe) von circa 3 Stunden Dauer; 2. in ein Hitzestadium (brennend heisse, trockene Haut, voller, beschleunigter Puls) von 2 bis 8 Stunden Dauer und 3. in ein Schweissstadium (reichlicher wohlthuender Schweiss, sinkende und meist innerhalb weniger Stunden zur Norm abfallende Temperatur) von 3 bis 5 Stunden Dauer. Die Gesammtdauer des Paroxysmus beträgt demnach 8 bis 16 Stunden.

Physikalisch ist stets eine erhebliche Vergrösserung der Milz nachzuweisen.

Die Diagnose wird gestellt in der Apyrexie (fieberfreien Zeit) aus der Anamnese der vorher dagewesenen Anfälle und dem Nachweis der Milzschwellung; im Fieberparoxysmus aus denselben Momenten in Verbindung mit der Constatirung hochgradig gesteigerter Temperatur (bis 41—$41,_5{}^0$ C.) und dem Zustand der Haut.

§. 298. Diphtheritis. — Die Diphtheritis ist eine sehr häufige und meist epidemisch auftretende Infectionskrankheit besonders des Kindesalters, welche als lokale Erkrankung beginnt und als solche bestehen bleibt oder zu secundären Allgemeinerkrankungen führt. Sie besteht in einer Entzündung meist anfangs der Mandeln (Angina diphtheritica) und des weichen Gaumens, mit starker Schwellung der Nachbarlymphdrüsen und oft sehr hohem Fieber einhergehend, seltener zuerst der Pharynx- oder Nasenschleimhaut, und charakterisirt sich durch inselartige, schmutzigweisse, erhabene Belege, welche später confluiren können und sich oft auf Rachen, Nase, Kehlkopf und Trachea ausbreiten. Nach einigen Tagen stossen sich die Auflagerungen, aus abgestorbener Schleim- Diphtheritis.

haut bestehend, los, unter Hinterlassung von Wundflächen und Substanzverlusten, welche glatt oder mit mehr oder minder deformirten Narben heilen.

Die Ursache der Schleimhautnekrosen ist eine massenhafte Pilzeinwanderung, welche zuweilen tief in die Gewebe eindringt, von dem lokalen Infectionsherde aus über den Körper sich ausbreitet, in die Blutbahn eindringt und öfters in den Nieren sich festsetzt (Albuminurie).

Ein bis fünf Wochen nach Ablauf der Lokalaffection erscheinen zuweilen Lähmungen des Gaumens, des Rachens (Verschlucken und Regurgitation der Speisen durch die Nase), der Augenmuskeln (Doppeltsehen, Accommodationsparese), seltener anderer Muskelgebiete oder des Rückenmarks (Paraplegie, Blasenlähmung).

Die Angina bei Scharlach gleicht öfter der diphtheritischen und ist möglicherweise mit derselben identisch. Aehnliche zu Nekrose führende Entzündungen, daher auch diphtheritische genannt, kommen vor auf der Conjunctiva, im Rectum (Dysenterie), in der Vagina (bei Pocken, Typhus, Puerperalfieber), auf Wundflächen.

Typhus recurrens.

§. 299. Typhus recurrens. — Der Typhus recurrens, endemisch in Russland und Polen, kommt in Deutschland nur epidemisch vor. Zum Begriff der Febris recurrens gehören drei Abschnitte: 1. ein Unwohlsein in der Dauer bis zu 7 Tagen, gewöhnlich mit Schüttelfrost beginnend, mit hoher (40 bis 41° C. und darüber), rasch ansteigender Temperatur bei höchstens schwachen Morgenremissionen und rapidem Abfall bis unter die Norm am 5. bis 7. Tage, sowie mit starken Kopfsymptomen, Milzschwellung, zuweilen Durchfall, Bronchialkatarrh, Eiweiss im Urin; 2. ein auf die Defervescenz folgendes fast fieberfreies Stadium von meist 4 bis 10, selten 1 bis 3 Tagen, mit vergrösserter Milz, sonst leidlichem Befinden, mit einer fast immer in der Mitte dieses Stadiums auftretenden kurzen, $^1/_2$ bis 2 Grade betragenden Temperaturerhebung; 3. ein darauf folgender Relaps von derselben Art wie das erste Fieberstadium, meist von 3 bis 4 Tagen Dauer, mit gewöhnlich noch etwas beträchtlicherer Maximalhöhe der Temperatur (meist $41,_4{}^0$ bis selbst $42,_2{}^0$ C.).

Zuweilen folgt nach einer zweiten Intermission von 1 bis 4 Tagen ein zweiter Relaps und manchmal selbst noch ein fernerer Anfall.

Die Diagnose, welche vor Beginn der Intermission nicht sicher gestellt werden kann, stützt sich auf den Nachweis epidemischer Verhältnisse, auf die Anamnese und speciell den Temperaturverlauf des Fieberanfalls, sowie auf den mit Ausnahme der Milzschwellung negativen physikalischen Befund.

**§. 300.** Typhus abdominalis (Ileotyphus), epidemisch und sporadisch auftretend, ist eine fieberhafte Krankheit von 3 bis 6 Wochen Dauer. Die Hauptsymptome sind: Fieber, in der ersten Woche mit Morgenremissionen allmälig ansteigend bis 40 oder 41° C., in der zweiten, eventuell dritten Woche auf dieser Höhe stehend, mit schwachen Remissionen, von da an in 8 bis 14 Tagen mit Morgenremissionen allmälig zur Norm abfallend. Dikroter Puls, zweite bis vierte Woche. Kopfsymptome, in den ersten zwei Wochen meist Kopfschmerz, Schwindel, schlechter Schlaf, in der zweiten und dritten Woche Benommenheit, zuweilen Delirien. Bronchialkatarrh, zuweilen Pneumonieen, besonders der unteren Lappen. Vergrösserung und Druckempfindlichkeit der Milz in der zweiten bis vierten Woche. Verstopfung oder Durchfall in der ersten Woche; Durchfall ohne Leibschmerz fast constant in der zweiten bis vierten Woche. Druckempfindlichkeit in der Ileocöcalgegend, dem Sitz der typhösen Darmgeschwüre, in der zweiten bis vierten Woche. Roseolen, ein Exanthem von linsengrossen, wenig prominirenden rothen Flecken, an Rumpf und Brust, in meist spärlicher Zahl, in zweiter und dritter Woche. Trockene Zunge, zweite bis vierte Woche. Zuweilen Darmperforation oder Darmblutung, zweite bis vierte Woche. Typhus abdominalis.

Die Diagnose ist in der ersten Woche nicht sicher. In der späteren Zeit stützt sie sich auf die Anamnese

(Dauer, Fieber, Kopfsymptome, Zustand des Darmkanals) und auf den Status praesens (hohes Fieber, Kopfsymptome, trockene Zunge, Roseolen, Milzschwellung, Schmerz in der Ileocöcalgegend, Durchfall). Es gelingt sogar, allein mit Hülfe des Status praesens auch das Stadium der Krankheit zu bestimmen.

Ein Rückfall ist anzunehmen, wenn in der dritten oder vierten Woche eine anhaltende Steigerung des Fiebers und der Kopfsymptome eintritt und neue Roseolen zum Vorschein kommen.

Typhus exanthematicus.

§. 301. Typhus exanthematicus, endemisch in Grossbritannien, Polen, Oberschlesien, kommt in Deutschland meist nur epidemisch, selten in eingeschleppten Fällen vor und ist eine äusserst contagiöse Krankheit von 2 bis 3 Wochen Dauer, in vielen Fällen mit einem Incubationsstadium von 3 bis 10 Tagen mit unbestimmten Beschwerden und katarrhalischen Erscheinungen.

Die Hauptsymptome sind: das Fieber, eingeleitet durch einen Schüttelfrost oder wiederholtes Frösteln, in den ersten Tagen rasch (selten unter $40,_5{}^0$ C., meist 41 bis $41,_5{}^0$ C.) ansteigend, dann einige Tage constant hoch, bis Ende der ersten Woche eine Remission eintritt, auf welche in der zweiten Woche ein erneutes, kurz andauerndes hohes Fieberstadium folgt, welches Ende der zweiten Woche mit einem jähen Abfall bis zu 2 Grad in die Norm übergeht. In schweren Fällen fehlt die Remission am siebenten Tag und tritt die definitive Apyrexie erst in der dritten Woche auf. Die Temperaturen sind immer sehr hohe, steigen zuweilen bis über $42^0$ C. — Kopfsymptome: Kopfschmerz, Schwindel, sehr rasch eintretende Unbesinnlichkeit und Delirien. — Katarrh der Bronchien (constant) mit quälendem Husten, Katarrh der Conjunctiva und der Nase. In der zweiten Woche häufig Pneumonieen. — Exanthem, masernartig, den ganzen Körper überziehend. Es erscheint Mitte der ersten Woche und verschwindet erst mit dem Fieber. In der zweiten Woche treten meist kleine Blutaustritte ein, wodurch das Exanthem eine dunkle, livide Farbe annimmt (Petechien). — Milzschwellung, gegen Ende der ersten Woche sehr deutlich, bis in die Reconvalescenz andauernd.

Die Diagnose stützt sich in den ersten Tagen vor Ausbruch des Exanthems auf den Nachweis epidemischer Verhältnisse, die Höhe der Temperatur und die Katarrhe der Bronchien, der Conjunctiva; sie wird eine sichere erst mit dem Erscheinen des charakteristischen Exanthems und der Milzschwellung.

§. 302. Cholera, endemisch in den Reisgegenden Indiens, kommt in Europa nur epidemisch vor. Die Dauer der Krankheit schwankt von wenigen Stunden bis zu einigen Tagen. Der Ausbruch erfolgt plötzlich oder nach einer einleitenden Diarrhöe ohne sonderliche Beschwerden. Cholera.

Die Hauptsymptome sind: in leichten Fällen nur ein schmerzloser, sehr copiöser, wässeriger Durchfall von ziemlicher Hartnäckigkeit, vermehrter Durst. In schweren Fällen heftiger, sehr reichlicher Durchfall, welcher nach einigen Ausleerungen nur noch aus dünner, farbloser Flüssigkeit besteht, in welcher weissliche Flocken (abgestossenes Darmepithel) suspendirt sind (Reiswasserstühle). — Erbrechen, anfänglich nur des Mageninhalts, sehr bald darauf ähnlicher reiswasserartiger Massen, wie durch den Stuhl entleert werden. — Verminderung oder Unterdrückung der Urinsecretion. — Sehr heftiger Durst. — Kühle, trockene Haut, leichenkalte Extremitäten. — Verschwinden des Pulses in den peripheren Arterien. — Beklemmung und Angstgefühl; hochgradige Prostration. Klanglose Stimme (Vox cholerica). — Schmerzhafte Muskelkrämpfe, vorzüglich in den Waden.

Die Diagnose ist mit Berücksichtigung der epidemischen Verhältnisse nicht zu verfehlen.

§. 303. Ein ähnliches Bild, jedoch erheblich milder, bietet die Cholera nostras, ein ganz acuter Magen- und Darmkatarrh, welcher in der wärmeren Jahreszeit zuweilen vorkommt, sowie einzelne Vergiftungen. Cholera nostra

Choleratyphoid

§. 304. Unter Choleratyphoid versteht man die nicht selten der Cholera folgende fieberhafte Reaction des Körpers, welche von verschiedener Dauer sein kann und von entzündlichen Affectionen begleitet ist (Pneumonie, croupöse Nephritis mit Eiweiss und Cylindern im Urin, Diphtheritis, i e. stellenweise Nekrose der Darmschleimhaut mit übelriechenden Durchfallen). Die Diagnose ist unschwer zu stellen aus der Anamnese und dem Nachweis der genannten Lokalkrankheiten.

Dysenterie.

§. 305. Dysenterie. — Die Ruhr, eine epidemische, in manchen Gegenden endemische Krankheit von unbestimmter Dauer, charakterisirt sich als ein contagiöser Dickdarmkatarrh mit gradweise verschiedenen Nekrosen (sogenannte Diphtheritis) der betr. Schleimhaut.

Die Hauptsymptome sind: Fieber ohne bestimmten Typus. — Durchfall, anfänglich scheinbar harmlos, fäculent, bald jedoch vorwiegend aus Schleimmassen, nekrotischen Schleimhautfetzen und Blut bestehend, jedesmal spärlich, von fadem, nur in chronischen Fällen von üblem Geruch. — Leibschmerzen; diese gehen in der Intensität dem Durchfall parallel, steigern sich zu qualvoller Höhe vor jeder Entleerung. — Tenesmus des Mastdarms: heftiger, bis 30mal im Tage wiederkehrender Stuhldrang von grosser Schmerzhaftigkeit, welche sich bei jeder Entleerung noch steigert.

In chronischen Fällen fehlt das Fieber, Leibschmerz und Tenesmus sind mässiger, Verstopfung wechselt mit Durchfall. Letzterer enthält neben Kothmassen viel Schleim, sowie Eiter und zuweilen Blut aus den durch die Schleimhautnekrose entstandenen Geschwüren.

Die Diagnose ist nicht zu verfehlen.

Von der contagiösen Ruhr unterscheidet sich die nicht contagiöse sog. katarrhalische oder sporadische Ruhr durch die Abwesenheit epidemischer Verhältnisse, durch den milderen Verlauf und das Fehlen nekrotischer Massen in den Entleerungen.

Meningitis cerebrospinalis.

§. 306. Cerebrospinalmeningitis, eine Entzündung der Hirn- und Rückenmarkshäute, welche hin und wieder in einigen zu kleinen Epidemieen gehäuften Fällen vorkommt, ohne dass eine eigentliche Infection nachzuweisen wäre.

Man unterscheidet im Verlaufe dieser Krankheit, deren Dauer im Genesungsfalle sehr unbestimmt ist, zwei Abschnitte, das Stadium der Irritation und das des Stupor, welche jedoch nicht immer scharf geschieden sind. Befallen werden hauptsächlich junge kräftige Leute.

Die Hauptsymptome sind: hohes Fieber ohne bestimmten Typus, starke psychische Aufregung, Delirien, später Bewusstlosigkeit, Koma, Erbrechen, abnorme Verengerung, später Erweiterung der Pupillen. Kopf-, Nacken- und Rückenschmerz; der letztere ist sehr stark und wird durch Bewegungen vermehrt; Spannung und Contractur der Nacken- und Kaumuskeln; Spannung und Krämpfe verschiedener Muskelgruppen. Allgemeine Hauthyperästhesie; häufig Diarrhöe; verschiedene Exantheme, Herpes oder Roseolen oder Petechien.

Die Diagnose beruht unter Berücksichtigung epidemischer Verhältnisse vorzüglich auf der unbedingt erforderlichen Constatirung der Kopf- und Rückenschmerzen, der Nackencontractur, des hohen Fiebers, der Hirnsymptome, sowie auf der Abwesenheit nachweisbarer Lokalkrankheiten.

**§. 307.** Septhämie (Septichämie) nennt man die Infection des Blutes durch Aufsaugung putrider (septischer) Stoffe aus einem in fauliger Zersetzung begriffenen Herde. Diese Zersetzung tritt ein bei ausgebreiteter Gewebsmortificirung (Quetschung, Erfrierung), sowie unter Umständen bei Eiterung jeder Art. Man kann deshalb jedes Wundfieber als einen leichten Grad der Septhämie betrachten. Septhämie.

Die Hauptsymptome sind: Fieber, zuweilen niedrig, meist jedoch hoch, mit unregelmässigen Remissionen, ohne Frost oder Schauern. — Grosse Apathie und Schwäche, zuweilen Delirien. — Stark vergrösserte Milz. — Häufig profuse Durchfälle. — Eiterige Entzündungen seröser Häute (Pleura, Pericardium, Gelenkhäute, Meningen); eiterige Lockerung frischer Fracturen.

Die Diagnose wird gestellt bei Vorhandensein eines betr. Herdes, zusammentreffend mit Fieber ohne Frost, grosser Milz, Durchfall, und wird vollständig sicher durch den Nachweis einer der erwähnten Lokalaffectionen.

Pyämie. §. 308. Pyämie, Eitervergiftung, entsteht durch Uebertreten von Eiter (resp. der darin enthaltenen kleinsten Organismen) in die Blutcirculation und Ansetzen desselben in verschiedenen Capillarprovinzen (Lunge, Leber, Gehirn), wo seine Anwesenheit den Anstoss zu einer neuen lokalen Eiterung giebt (metastatische Entzündungen).

Die Hauptsymptome sind: hohes Fieber mit starken Remissionen und unregelmässig wiederkehrenden Schüttelfrösten. — Grosse Schwäche, Apathie, Benommenheit. — Icterische Hautfarbe von verschiedener Stärke. — Zuweilen Durchfall; eiweisshaltiger, spärlicher Urin. — Geschwollene Milz. — Bei eintretenden Lungenmetastasen Bronchialkatarrh; bei Leberabscessen Schmerzhaftigkeit der Lebergegend. — Eiterige Entzündungen, resp. Ergüsse in die serösen Höhlen (Pleura, Pericardium, Gelenke, Peritoneum). — Erhöhte Entzündung in der Nachbarschaft des Urherdes, häufig, jedoch nicht nothwendig.

Die Diagnose beruht hauptsächlich, bei Nachweis eines Eiterherdes, auf dem Fieber mit Schüttelfrösten, dem Icterus, der Milzschwellung. Die Eruirung der vorhandenen metastatischen Entzündungen misslingt nicht selten.

Es liegt in der Natur der Sache, dass die Septhämie sich häufig mit dem Bilde der Pyämie vermischt. Eine derartige Mischung bietet besonders häufig das Puerperalfieber. Den ursprünglichen Krankheitsherd bildet hier die Verwundung der Geburtswege durch die Ablösung der Placenta und die Beschädigungen bei der Entwickelung des Fötus.

Chronische Infectionskrankheiten.

## 2) Die chronischen Infectionskrankheiten.

Syphilis. §. 309. Syphilis. — Die Lues oder Syphilis, acquisita und congenita (hereditaria), sind nur verschiedene

Symptomencomplexe derselben Infection, sodass also nicht blos Aeltern mit acquirirter Syphilis Kinder mit congenitaler Syphilis zeugen können, sondern auch ein gesundes Individuum Syphilis von einem congenital syphilitischen acquiriren kann.

**§. 310.** Syphilis acquisita. — Das syphilitische Contagium tritt durch eine, wenn auch ganz geringfügige Verwundung der äusseren Haut oder Schleimhaut in den Körper ein. An der Eintrittsstelle kann 1) jede Reaction fehlen, oder 2) sofort ein einfaches, bald heilendes Geschwür entstehen, oder 3) ein einfaches Geschwür entstehen, welches nach 3 bis 4 Wochen einen harten Grund bekommt (Induration) und mit harter Narbe heilt, oder 4) erst nach 3 bis 5 Wochen eine harte Infiltration auftreten, welche aufbricht und sich in ein langsam heilendes Geschwür umwandelt. Syphilis acquisita.

Vier bis sechs Wochen nach der lokalen Affection treten die Zeichen der Allgemeininfection des Körpers auf, die sog. secundären Symptome, welche theils persistiren, theils nach einiger Dauer verschwinden, um in unbestimmten Intervallen wieder aufzutreten.

Man begreift unter den secundären Symptomen:

Die Drüsenschwellungen (indolente Bubonen), zunächst in der Nähe der Infectionsstelle, dann über den ganzen Körper verstreut (in der Inguinal-, Cubital-, Nuchal-, Maxillargegend). Sie persistiren während der ganzen Dauer der Krankheit.

Das Exanthem. Dasselbe ist frisch eine gewöhnliche Roseola, welche später durch Blutaustritte dunkler, kupferfarben wird und sich mit dünnen Epidermisschuppen bedeckt. Die älteren, grösseren Formen der Roseola gehen über in die syphilitische Psoriasis. Das Exanthem überzieht mit Vorliebe die der Luft ausgesetzten Theile des Körpers. Die syphilitische Psoriasis, im Gegensatz zur gewöhnlichen, tritt häufig in den Handtellern auf und lässt Knie- und Ellenbogengegend frei.

Die Condylome. Sie sind unregelmässig rundliche, flach erhabene, nässende oder eiternde Excrescenzen, welche nur an feuchtgehaltenen Stellen besonders der äusseren Haut auftreten (an den Seiten des Scrotums, der äusseren und inneren Labien, in der Analfalte, zwischen den Zehen, unter herabhängenden Brüsten, in den Mundwinkeln, auf dem inneren Präputialblatt).

Die Plaques muqueuses, ganz flache, rundliche, rothgeränderte Schleimhautstellen mit dünnem weissen Beleg, denen das Epithel fehlt, vorzüglich an den Seitentheilen der Zunge, der Lippen- und Backenschleimhaut, dem Gaumen.

Die syphilitische Angina; sie besteht in einer tiefrothen Umsäumung der Gaumenbogen, häufig mit einer Decke von dünnem weisslichen Secret.

Die syphilitische Iritis. Sie ist von einer gewöhnlichen Iritis nur für den Specialisten zu unterscheiden.

Die gedachten Erscheinungen treten meist ziemlich früh nach der Infection auf und geben sonach einigen Aufschluss über die Dauer der Krankheit. Sie können einzeln oder gehäuft vorkommen. Jedenfalls begründen sie, auch einzeln, in Verbindung mit den Drüsenschwellungen die Diagnose der Syphilis hinreichend.

Dieselbe lässt sich ferner mit Wahrscheinlichkeit stellen, wenn neben allgemeinen Drüsenschwellungen eine harte Narbe an den Geschlechtstheilen vorhanden ist.

In späteren Stadien der Krankheit, nachdem die oben genannten Symptome meist schon abgelaufen sind, treten tiefere Ernährungsstörungen auf (zuweilen tertiäre Symptome der Syphilis genannt):

Verstreute knotenartige Bildungen der Haut, syphilitischer Tuberkel oder Lupus syphiliticus genannt, dunkelroth, derb anzufühlen, sehr häufig an der Stirn (Corona Veneris), welche entweder aufbrechen oder wieder verschwinden, in beiden Fällen mit Zurücklassung von Narben.

Ein pustelartiger Ausschlag, mit grossen oder kleineren eiterigen Blasen (Ekthyma, Impetigo syphilitic.), häufig auf der Kopfhaut, welcher sich in schlecht heilende, nach der Peripherie und in die Tiefe vorgehende Geschwüre verwandeln kann.

Tiefgreifende Schleimhautgeschwüre mit narbiger Heilung; daher Rachen- und Kehlkopfstenosen, Zerstörung der Stimmbänder, der Kehlkopfknorpel.

Langwierige Entzündungen des Periosts, vorzüglich an der Innen- und Aussenfläche des Schädeldaches, der Tibia, Clavicula, dem Sternum, oft von heftigen, des Nachts exacerbirenden Schmerzen (Dolores osteocopi) begleitet. Die Periostitiden können spurlos schwinden, oder sie erzeugen circumscripte, weiche oder harte Verdickungen (Gumma, Tophus), oder rufen Verdickungen, Resorptionen, Caries der betroffenen Knochen hervor. Die Caries wirkt besonders zerstörend in den dünnen Knochenplatten des Gesichts (eingesunkene Nase, Perforation des harten Gaumens).

Exsudationen in das Bindegewebe: des Hodens (syphilitische Hodenverdickung, Sarcocele), der Hirn- und Rückenmarkshäute (Compression der benachbarten Nervenfasern, verschiedene Neuralgieen und Lähmungen).

Neubildungen in der Glia des Hirns und Rückenmarks (syphilitische Tumoren, syphilitische Paraplegie).

Circumscripte Neubildungen in der Leber (am Lebenden nur selten nachweisbar).

Als Folgekrankheit erscheint häufig eine allgemeine Ernährungsstörung mit Abmagerung, Haarverlust.

Nach langwierigen syphilitischen Eiterungen entstehen Vergrösserung der Milz und Leber in Folge speckiger Entartung.

Die Diagnose beruht in dem beschriebenen vorgeschrittenen Stadium entweder auf der Anamnese der früheren Affectionen und auf dem Nachweis der charakteristischen Residuen abgelaufener Processe (deprimirte Narben auf dem Kopfe, Zerstörung der Gesichtsknochen, Stenosen des Rachens), oder auf der vorhandenen Combination mehrerer noch im Gange begriffener Lokalprocesse. Einzeln vorkommende Symptome der gedachten Art können täuschen.

Syphilis congenita

§. 311. Syphilis congenita. Die von den Aeltern angeerbte Syphilis tritt in folgenden Erscheinungen auf:

1) Der Fötus wird vor der Zeit, meist schon faultodt, ohne oder mit charakteristischen Zeichen ausgestossen.
2) Der Fötus wird rechtzeitig geboren und zeigt entweder sofort oder nach wenigen Tagen syphilitische Symptome.
3) Der Fötus wird rechtzeitig, anscheinend gesund geboren und erkrankt in der 2. bis 8. Woche.

Die Hauptsymptome sind:

Im ersten und zweiten Falle: der Pemphigus neonatorum, ein Exanthem von erhabenen, bis erbsengrossen, mit einer dem Blutserum ähnlichen bräunlichen Flüssigkeit gefüllten Blasen (an der Hand- und Fussfläche, den Zehen und Fingerspitzen, dem Rumpf), welche platzen und oberflächliche nässende Excoriationen hinterlassen. Es folgt eine Eruption auf die andere, bis das Kind nach 8 bis 28 Tagen erliegt.

Im dritten Falle: hartnäckiger Nasenkatarrh mit zähem, eiterartigem Secret. Exanthem (Roseolen, Psoriasis, über den ganzen Körper, vorwiegend am After). Condylome ebenda. Rhagaden an den Mundwinkeln und dem After.

Wenn die Heilung sich durch Jahre hinauszieht, können später zerstörende Affectionen der Schleimhaut und der Knochen im Gesicht zum Vorschein kommen.

Von Thieren übertragene Infectionskrankheiten.

### 3) Von Thieren auf Menschen übertragene Infectionskrankheiten.

Trichinosis.

§. 312. Trichinosis, meist in mehreren Fällen epidemieartig auftretend. Sie entsteht durch Aufnahme der in den Muskeln des Schweins (der Katze, der Ratte) zuweilen enthaltenen Trichinen in den menschlichen Darm. Dieselben entwickeln sich hier zu geschlechtlichen Individuen, aus deren Eierproduction massenhafte junge Trichinen hervorgehen, welche von dem Darm aus in die gesammte Musculatur einwandern, sich daselbst festsetzen und einkapseln. Allein verschont bleiben das Herz und häufig das Zwerchfell.

Das Wesentliche der Krankheit besteht in der allgemeinen Entzündung der Musculatur durch die rasche Invasion so unzähliger fremder Körper.

Die Hauptsymptome sind:

Im günstigen Falle: ein Stunden oder wenige Tage nach dem Genuss des Fleisches eintretendes Erbrechen und Durchfall, wodurch die inficirenden Massen ausgestossen werden, ohne mehr als ein leichtes Unwohlsein zu erzeugen.

In schwereren Fällen: unregelmässig remittirendes, zuweilen hohes (bis 40 — 41° C.) Fieber. — Schmerzen in Muskeln und Gelenken, anfangs ziehend, rheumatismusartig, später sehr heftig, durch Bewegungsversuche oder Druck noch vermehrt. — Anschwellung, Härte und Steifheit einzelner Muskeln. — Oedeme in der Nachbarschaft der entzündeten Muskeln, besonders charakteristisch an den Augenlidern. — Athemnoth, Suffocationsanfälle, hypostatische Pneumonieen, bei starker Betheiligung der Inspirationsmuskeln. — Starker allgemeiner Schweiss.

In leichten wie schweren Fällen gelingt es bei früher Untersuchung zuweilen, Darmtrichinen, Eier und junge Muskeltrichinen mikroskopisch im Darminhalt nachzuweisen.

Die Diagnose ist nur in leichten Fällen zweifelhaft; in schweren lässt sie sich leicht bestätigen durch die mikroskopische Untersuchung kleiner, dem Patienten excidirter Muskelstückchen.

§. 313. Lyssa humana. — Die Hundswuth entsteht beim Menschen durch directe Uebertragung des Speichels wuthkranker Thiere in eine Wunde. Die Krankheit bricht vorwiegend innerhalb des ersten Vierteljahres nach der Infection aus und führt in 1 bis 3 Tagen zum Tode. Lyssa humana.

Nach einem zuweilen voraufgehenden Uebelbefinden wenig charakteristischer Art (Verstimmung, scheues, unruhiges Wesen, seufzende Inspirationen) treten folgende Hauptsymptome auf:

Ziehende Gliederschmerzen, besonders im Nervenverlauf des verletzten Gliedes.

Erschwerung, später Unvermögen zu schlingen, wegen sofort eintretender Schlund- und Inspirationskrämpfe. Das Schlingen nicht flüssiger Substanzen ist meist weniger behindert, als das der flüssigen. Die Krämpfe erfolgen anfangs nur beim Versuch zu schlingen, später auch schon bei der Annäherung des Gefässes oder bei der Vorstellung des Schlingactes.

Hohe, immer wachsende Hyperästhesie gegen Sinneseindrücke (Berührung, Erschütterung, Luftzug, rasche Bewegungen, lauter Schall, helles Licht).

Krampfartige Anfälle mit Streckung der Glieder, behinderter Inspiration, sichtbar hohem Angstgefühl. Dieselben treten ein bei jedem stärkeren Reiz als Folge der erwähnten Hyperästhesie, später auch spontan.

Im letzten Stadium, dem der beginnenden Lähmung, werden diese Anfälle, sowie die Hyperästhesie schwächer. Zuweilen treten daneben partielle cutane Anästhesieen auf.

Heftiges Wegspucken des Speichels.

Absolute Schlaflosigkeit; aufgeregtes Wesen; Delirien, Wuthanfälle, später Apathie und Somnolenz.

Parese der unteren Extremitäten, ziemlich früh.

Häufig fortwährender Harndrang.

Fieber, mässig hoch, ohne Typus.

Die öfter erwähnten Bläschen unter der Zunge (Marochetti) sind durchaus inconstant.

Die Diagnose ist nicht zu verfehlen.

Acute nicht infectiöse Krankheiten.

## 4) Acute nicht infectiöse Krankheiten.

Grippe.

§. 314. Grippe (Influenza). — Man versteht unter Grippe eine in Epidemieen vorkommende Combination von Katarrhen der Luftwege (Nase, Kehlkopf, Bronchien, zuweilen katarrhalische Pneumonieen), des Magens und Darms, welche mit hohem remittirenden Fieber verläuft und 1 bis 3 Wochen dauert.

Die Diagnose wird gestellt mit Rücksicht auf die Epidemie und betr. Lokalstörungen. In den ersten Tagen kann auch das Prodromalstadium eines acuten Exanthems in Frage kommen.

§. 315. Rheumatismus articulorum acutus. — Man stellt die Diagnose des acuten Gelenkrheumatismus, wenn unter mittelhohem remittirendem Fieber mehrere der grossen Gelenke theils gleichzeitig, theils nach einander sich entzünden, mit bedeutender Schmerzhaftigkeit (besonders bei Bewegungen), Erguss in die Gelenkkapsel und entzündlicher Schwellung der Umgebung. Häufig tritt dazu eine Pericarditis oder Encarditis mit nachfolgenden Klappenstörungen. In seltenen Fällen erscheinen gleichzeitig leichte Entzündungen der Hirn- und Rückenmarkshäute. Acuter Gelenkrheumatismus.

Unter chronischem Rheumatismus versteht man einerseits eine langhinausgezogene Entzündung einzelner von Rheumatismus acutus betroffener Gelenke ohne wesentliche anatomische Störung, andererseits eine Reihe von kleinen Anfällen des acuten Gelenkrheumatismus.

§. 316. Acute Gicht (Arthritis, meist als Podagra auftretend). — Vorbedingung der echten Gicht ist eine dauernd üppige Ernährungsweise mit consecutiver Ueberladung des Blutes mit Harnsäure (harnsaure Diathese). Acute Gicht.

Die Diagnose beruht auf der Beobachtung des Gichtanfalls, resp. auf der Anamnese, zusammengehalten mit den zurückgebliebenen Lokalstörungen. Der Gichtanfall charakterisirt sich durch plötzlich eintretenden heftigen, bohrenden Schmerz im Gelenk der grossen Zehe zwischen Metatarsus und erster Phalanx (selten in andern Gelenken), Röthung und Schwellung der umgebenden Haut, hohes Fieber. Der Schmerz beginnt in der Nacht, lässt am Tage nach und exacerbirt mehrere Nächte nach einander. Diese Gichtanfälle treten in unbestimmten Intervallen ein und hinterlassen nach einigen Wiederholungen Verdickungen des Ballens der grossen Zehe.

In selteneren Fällen werden auch andere Gelenke als das Gelenk der grossen Zehe ergriffen (Chiragra, Omagra, Gonagra).

Die chronische Gicht entwickelt sich aus der acuten dadurch, dass die immer wiederkehrenden Gichtanfalle zwar milder werden, aber sich hinausschleppen und immer mehr dauernde Gelenkerkrankungen hinterlassen Die betroffenen Gelenke sind meist geschwollen, schmerzhaft, schwer beweglich. Schliesslich leidet das Allgemeinbefinden dauernd unter diesen Störungen.

Chronische nicht infectiöse Krankheiten.

5) Chronische nicht infectiöse Krankheiten.

Chlorosis.

§. 317. Chlorosis nennt man eine aus dauernd mangelhafter Blutbereitung hervorgegangene allgemeine Anämie mit gewissen Folgeerscheinungen. Sie trifft vorwiegend das weibliche Geschlecht mit Bevorzugung der Entwickelungsjahre. Die Dauer derselben ist unbestimmt.

Die Hauptmomente zur Diagnose sind:

Blasse Haut, zuweilen bis ins Gelblichgrünliche spielend; Blässe der Schleimhäute. — Allgemeine Mattigkeit; Schlafsucht; Kurzathmigkeit; Neigung zu Herzklopfen, Nasenbluten; schwache, träge Verdauung; Appetitmangel; Magenschmerzen (nicht selten Magengeschwür); unregelmässige, spärliche oder profuse Menstruation. Physikalisch nachweisbar ist nur häufig ein Sausen über den Jugularvenen (Nonnensausen).

Scorbut.

§. 318. Scorbut nennt man eine aus unzweckmässiger Ernährung zuweilen hervorgehende Blutentmischung, im Verlauf welcher die Capillarwände leicht brüchig werden, sodass überall im Körper, hauptsächlich aber auf Haut und Schleimhäuten Blutaustritte, wirkliche Blutungen, sowie Exsudationen im Zellgewebe entstehen.

Hauptsymptome sind: die Beschaffenheit des Zahnfleisches, welches dunkelroth und geschwollen ist, leicht blutet, an den Rändern zuweilen nekrotisch zerfällt. Petechien, Sugillationen der äussern Haut mit den verschiedenen Farbennüancen. Blutungen aus Nase, Bronchien, Magen, Darm, Uterus, Nieren, durch welche ein dunkles, dünnflüssiges Blut entleert wird. Knotige Infiltrate besonders der unteren Extremitäten. Allgemeine Hinfälligkeit. Schmutzig blasse Gesichtsfarbe. Reissende, stechende Schmerzen in den Gliedern.

§. 319. Scrophulosis. — Unter Scrophulose versteht man eine ererbte oder durch unzweckmässige Ernährung und schlechte Hygieine in der Jugend acquirirte Ernährungsanomalie, welche sich in abnormer Reizbarkeit des lymphatischen Systems, der Haut und der Schleimhäute, des Periosts kund giebt. Die genannten Gebilde werden ungemein leicht von Hyperplasieen oder Entzündungen betroffen. Die Scrophulose zeigt sich gewöhnlich vom zweiten Lebensjahre an und erlischt in der Pubertätszeit. Scrophulosis.

Man stellt die Diagnose auf Scrophulosis, wenn man durch Anamnese und Status praesens constatirt, dass die sogleich aufzuführenden Affectionen entweder zusammen in verschiedenen Combinationen oder nach einander ohne besondere Ursache den Patienten befallen.

Diese Störungen sind: sehr häufig Katarrh der Conjunctiva, Herpes der Conjunctiva und Cornea, Entzündung der Meibom'schen Drüsen mit Verdickung der Lider; fast constant hartnäckiger Schnupfen mit Verdickung der Nase und Oberlippe; Ekzeme im Gesicht, auf der Kopfhaut, an den Ohren, in der Nähe von leichten Verwundungen; stets Schwellung besonders der Nacken- und Cervicaldrüsen; leicht eintretende hartnäckige Katarrhe der Bronchien und des Darms; Caries der Handkncohen, der Tibia, der Fusswurzelknochen; Vereiterung von Lymphdrüsen.

§. 320. Leukämie, eine anfangs fast immer ohne, später mit continuirlichem, meist mässigem Fieber einhergehende und schleichend sich entwickelnde chro- Leukämie.

nische Krankheit des mittleren Alters. Sie besteht in einer durch das Mikroskop leicht nachweisbaren sehr bedeutenden Vermehrung der weissen Blutkörperchen (1:10—2) und entsteht in Folge einer gesteigerten Zufuhr farbloser Zellen zum Blute aus der bedeutend geschwellten Milz oder den Lymphdrüsen oder dem Knochenmark, oder aber in Folge einer gehemmten Umwandlung der farblosen Blutkörperchen in rothe. Sie ist zumeist eine lienale, oder myelogene, weniger häufig eine lymphatische. Die physikalische Untersuchung ergiebt Vergrösserung der Milz (oft auch der Leber) und der Lymphdrüsen. Weitere Symptome sind: bleiche, fahle Gesichtsfarbe, Völle im Unterleibe, Beengung des Athmens, Mattigkeit; ferner copiöse Blutungen der Nase, des Darms, der Lungen, im Gehirn; schliesslich Katarrhe der Respirations- und Darmschleimhaut, hochgradige Abmagerung, Hydrops. Dauer: ein halbes bis mehrere Jahre.

Rhachitis.

§. 321. Rhachitis nennt man eine in den ersten Kinderjahren ohne nachweisbare Ursache vorkommende Erkrankung der Knochen, bei welcher unter abnormer Thätigkeit der Epiphysen und des Periosts, in welchen das Knochenwachsthum erfolgt, die Ablagerung von Knochensalzen in dem neugebildeten Knochengewebe gehemmt ist.

In Folge dieser Störung verdicken sich die Epiphysenenden, und die weichen, im Verhältniss zur Entwickelung des übrigen Körpers zu schwachen Knochen können den Körper nicht tragen, geben dem Drucke nach und verbiegen sich. Eine weitere Folge ist die, dass, wenn nach Ablauf der Krankheit die Ablagerung von Knochensalzen in raschen Fluss kommt, die verbogenen Knochen in dieser Stellung erhärten, die wuchernden Epiphysen aber derart verknöchern, dass dadurch das Längenwachsthum erheblich verlangsamt wird.

Man macht demnach die Diagnose der bestehenden Rhachitis, wenn Kinder trotz des erreichten Alters nicht laufen können; wenn die Zahnbildung stockt; wenn sie abnorm grosse Fontanellen, einen weichen Hinterkopf, dicke Gelenkenden, besonders an Händen und Füssen, haben; wenn sich die Beine nach aussen krümmen; wenn das Sternum mit den Rippenknorpeln nach Art einer Vogelbrust vorgetrieben ist (Pectus carinatum).

Die Art der Knochenmissbildung ist nach dem Alter verschieden. Kinder, welche zur Zeit des Ausbruchs der Krankheit noch nicht laufen, behalten gerade Beine, bekommen aber eine flache Beckenwölbung und Pectus carinatum. Kinder, welche schon laufen, bekommen krumme Beine.

Nach Ablauf der Krankheit macht man die Diagnose aus den vorhandenen Verkrümmungen, sowie aus der zum übrigen Körper unverhältnissmässigen Kürze der Glieder. Der dicke Kopf ist häufig nicht absolut zu gross, sondern nur im Verhältniss zu den übrigen Körperdimensionen.

**Diabetes mellitus.**

§. 322. Diabetes mellitus. — Die Zuckerharnruhr (Melliturie, Glycosurie) ist eine meist chronische, selten acute Krankheit bisher unbekannten Ursprungs, welche meist nach 1 bis 10 (selbst erst nach 15 bis 25) Jahren zum Tode führt. Sie besteht in einem abnorm hohen Gehalt des Blutes an Zucker, welcher mit dem Urin ausgeschieden wird.

Die Diagnose wird gestellt: aus dem abnorm vermehrten Durst und Hunger, aus der Trockenheit der Haut, der Auflockerung des Zahnfleisches mit Caries und raschem Ausfallen der Zähne, dem raschen Entstehen von Linsentrübungen, der Geneigtheit zu nekrotischen Entzündungen, aus der Kraftlosigkeit und Abmagerung, dem gleichzeitig trägen Stuhlgang und dem Erlöschen des Geschlechtstriebes, — und bestätigt durch die Urinbeschaffenheit: Zuckergehalt, durchschnittlich 3 bis 5 % (täglich ½ Pfund), selbst bis 10% (täglich 1 Pfund), specifisches Gewicht von $1,_{020}$ bis $1,_{040}$, helle, blasse Farbe, bis um das Doppelte (täglich 6 bis 12, selbst 20 Pfund) vermehrte Quantität.

Diabetes inositus.

§. 323. Diabetes inositus. — Diejenige seltene Form des Diabetes mellitus, bei welcher statt Traubenzucker nur oder doch vorwiegend Inosit (eine nicht gährungsfähige, in den Muskeln enthaltene Zuckerart) entleert wird.

Diabetes insipidus.

§. 324. Diabetes insipidus. — Die einfache oder wässerige Harnruhr (Polyurie) ist eine ihrem Wesen nach nicht bekannte, bisweilen acute (in der Reconvalescenz verschiedener acuter Krankheiten auftretend oder Folge einer spontanen oder medicamentösen starken Diurese), meist chronische Krankheit, bei welcher unter wesentlich gleichen Symptomen wie bei der Zuckerharnruhr grosse Mengen (10 bis 30 Pfund täglich) eines nicht zuckerhaltigen Urins (von $1_{,004}$ bis $1_{,012}$ specif. Gewicht) entleert werden. Gleichzeitig werden die festen Bestandtheile des Urins, besonders der Harnstoff (Azoturie), in bedeutend vermehrter Menge ausgeschieden.

# Alphabetisches Register.

## A.

## C.



## D.

## G.



## H.

## I.



## K.

## L.

## M.

## N.



## O.

## S.

## T

## U.



## V.

LEIPZIG,
DRUCK VON GIESECKE & DEVRIENT

# Medicinische Werke

aus dem Verlage

von

# VEIT & COMP.

IN LEIPZIG.

Prof. Dr. JÜRGENSEN in Tübingen. — Casuistik: 1. Zusammengesetzter Comminutivbruch der rechten Kniescheibe. Heilung mit brauchbarem Gliede. 2. Ausgedehnte Risswunde des linken Armes mit Betheiligung des Ellenbogengelenks Genesung mit vollstandiger Erhaltung der Bewegung. 3. Kolotomie nach fünfzehntägiger acuter Verstopfung; Genesung. — Bibliographisches.

No. 4 Originalien: 1. Ueber Transfusion. Von Dr. JAHN (Schluss.) 2. Zur Aetiologie des Flecktyphus nach Beobachtungen aus der Berliner Epidemie von 1873 von Dr. ZUELZER. — Analekten: Medicinische Casuistik. Nach eigenen Erfahrungen zusammengestellt von Dr. J. SCHÜTZ in Prag. — Kritik: Das Gesetz der Entstehung und Verbreitung der contagiösen Krankheiten sowie deren Bekämpfung Nach eigenen Beobachtungen dargestellt von Dr. SEVERIN ROBINSKI, Arzt in Berlin — Casuistik: Glücklich für Mutter und Kind ausgeführter Kaiserschnitt von Dr. DISSE, Kreisphysikus und Sanitätsrath zu Höxter an der Weser. — Bibliographisches. — Literarischer Anzeiger

No. 5. Originalien: Die neueren Untersuchungen über Tuberculose, von Dr BIRCH-HIRSCHFELD in Dresden. — Analekten: 1. Die Behandlung von Geschwüren mit besonderer Berücksichtigung der Reverdin'schen Transplantation von HERMANN HAAS 2. Ueber Epidemien im Jahre 1872—73, nach den Berichten der epidemiologischen Gesellschaft in London. — Kritik: Handbuch der Staats-Arzneikunde für Aerzte, Medicinalbeamte und Gesetzgeber. A u. d. T: System der Medicinal-Ordnung Von L KRAHMER, Kreisphysikus und Professor. — Casuistik: Ein Fall von Aneurysma und Pneumonia syphilit von Prof HERTZ.

**Man abonnirt bei allen Buchhandlungen und Postanstalten des In- und Auslandes.**

**Archiv für Anatomie, Physiologie und wissenschaftliche Medicin.** Herausgegeben von Dr. **C. B. Reichert** und Dr. **E. Du Bois-Reymond,** Professoren in Berlin. Fortsetzung von Joh. Müller's Archiv. Jahrgang 1873. 50 Bogen mit ca. 18 Tafeln. Preis 7 Thlr. 20 Sgr.

Erscheint seit 1834 und sind die noch vorhandenen Bände (1834—1865 à 6 Thlr, 1866—1872 incl. à 7 Thlr.) soweit der Vorrath reicht zu ermässigten Preisen durch jede Buchhandlung zu beziehen.

Ein ausführliches Inhaltsverzeichniss der erschienenen Bände ist unter der Presse und steht s. Z. auf Verlangen gratis zu Diensten.

**Topographisch-anatomischer Atlas.** Nach Durchschnitten an gefrornen Cadavern herausgegeben von

Dr. med. **Wilh. Braune,** ordentl. Prof. an der Universität Leipzig. Vollständig in 33 nach der Natur gezeichneten vorzüglich colorirten Tafeln Imperial-Folio. Mit 50 Holzschnitten im Texte. Gebunden in 1/2 Leinwand 36 Thlr. 15 Sgr.

Bekanntlich ist die Methode, Durchschnitte an gefrornen Cadavern zu machen, zuerst von Eduard Weber (1836) angegeben und im grösseren Maasstabe zur Herstellung eines förmlichen Atlas der „gefrornen" Anatomie, auch mit Rücksicht auf pathologische Verhältnisse, zum ersten Male von N. Pirogoff geübt worden Ref. hat über die Leistung des berühmten russischen Chirurgen in dem Canstatt'schen Jahresbericht für 1853 Bd II S 25—27 eingehend berichtet und zugleich Bemerkungen daran geknüpft, auf die er gegenwärtig verweisen kann Seitdem haben sich mehrere Anatomen dieser Methode bedient, jedoch ist das jetzt in der Ausführung begriffene Werk von Braune das erste, welches die Aufgabe verfolgt, den ganzen menschlichen Körper auf diese Weise topographisch zu erläutern. Wir begrüssen das Unternehmen mit doppelter Freude, nicht bloss weil es in den Händen eines tüchtigen, wissenschaftlich erprobten Chirurgen sich befindet, sondern auch weil es den grossen Fortschritt darthut, den die deutsche Literatur seit 15 Jahren gemacht hat Damals wäre es kaum möglich gewesen, ein so umfangreiches typographisches Werk in Deutschland zu publiciren; weder Verleger, noch Publikum waren geneigt, die entsprechenden Aufwendungen zu machen Was bis jetzt von dem Werke vorliegt, ist in jeder Beziehung lehrreich und befriedigend Die Wahl der Farben ist für die Unterscheidung der verschiedenen Gewebe und Organe eine höchst glückliche, und es lässt sich schon ohne den Text an den meisten Tafeln sehr genau erkennen, was man an jedem Punkte vor sich hat Da der Verf mit Recht seine Aufgabe allgemein gefasst und sich nicht auf das bloss chirurgisch Wichtige beschränkt hat, da er ferner Alles in natürlicher Grösse und genauer Abzeichnung wiedergiebt, so übersieht man mit einem Blicke das gegenseitige Lagerungsverhältniss der verschiedenen Theile mit überraschender Deutlichkeit Der Text erläutert die Tafeln in prägnanter und klarer Weise, häufig unter Zuhülfenahme von Holzschnitten, wozu vorwiegend pathologische Objecte aus dem Atlas von Pirogoff gewählt sind Wir wünschen dem Unternehmen daher ein grosses Publikum und wir können es um so mehr empfehlen, als wir überzeugt sind, dass Niemand das Werk ohne Belehrung aus der Hand legen wird.

**Virchow,** Archiv f pathol Anat.

**Die Lage des Uterus und Foetus am Ende der Schwangerschaft.** Nach Durchschnitten an gefrornen Cadavern illustrirt von Dr. med. **Wilh. Braune,** Prof. an der Universität Leipzig. Nach der Natur gezeichnet und lithographirt von C. Schmiedel. Colorirt von F. A. Hauptvogel. Mit einem Holzschnitte im Text. Supplement zu des Verfassers „Topogr.-anat. Atlas". Zehn Tafeln Imp.-Folio mit 2 Bogen Text. In solider Mappe. Preis 15 Thlr.

Ein Schreiben des bekannten Anatomen Herrn Prof Dr Rüdinger in München an die Verlagshandlung lautet: Besten Dank für die gefällige Zusendung von Herrn Prof. Braune's Prachtarbeit über Foetus und Uterus Leipzig darf stolz auf diese Arbeit sein!....

Zu einem richtigen Verständnisse der physiologischen Vorgänge in der Schwangerschaft und der Geburt hilft am meisten eine richtige Vorstellung der topographisch-anatomischen Verhältnisse Es liegt in der Natur der Sache, dass den Studirenden zur Orientirung fast ausnahmslos nur Bilderwerke geboten werden können, da Leichen Schwangerer und besonders Leichen Gebärender nur höchst selten zur Section kommen, indem es ja Regel ist, keine Frau unentbunden sterben zu lassen, und sollte dies doch der Fall gewesen sein, die Gestorbene noch zu entbinden. Auch würden die Sectionen besagter Frauen, da durch Oeffnung der Bauchhöhle ganz wesentliche Veränderungen in den topographischen Anordnungen stattfinden, immer noch kein vollständiges Bild liefern.

Durch Braune's Methode, die Leichen gefrieren zu lassen und dieselben dann zu durchsägen, werden Bilder gewonnen, die der Wahrheit am Nächsten kommen. Im vorliegenden Atlas finden wir die Durchschnitte zweier Frauen, von denen die eine gegen Ende der Schwangerschaft, die andere, als sie bereits in der zweiten Geburtsperiode sich befand, sich das Leben genommen hat.

Die Durchschnitte sind von ausserordentlichem Werthe für die Geburtshülfe. Die Resultate der mannigfachsten Untersuchungen werden durch sie bestätigt oder verworfen. In einer Reihe der neuesten Arbeiten finden wir, und mit Recht, auf diese Tafeln hingewiesen. Für den Unterricht der Studirenden sowohl als der Hebammen sind die Tafeln geradezu unentbehrlich.

**Der männliche und weibliche Körper im Sagittalschnitt.** Dargestellt durch Dr. **Wilh. Braune,** Prof. an der Universität Leipzig. Mit 10 Holzschnitten im Texte. Separatabdruck aus des Verf. „Topogr.-anatom. Atlas". Preis 3 Thlr. 10 Sgr.

**Die Oberschenkelvene des Menschen** in anatomischer und klinischer Beziehung. Von Dr. med. **Wilh. Braune,** ordentl. Professor an der Universität

Leipzig. Mit 6 Tafeln in Farbendruck. Imperial-Quart. $4^1/_2$ Bogen. Cart. Preis 3 Thlr. 10 Sgr.

Zugleich:

## Das Venensystem des menschlichen Körpers.
Erste Lieferung.

Als Verf vor mehreren Jahren beim Demonstriren auf dem Präparirsaale die Beobachtung machte, dass gewisse Bewegungen der Extremitäten starke Blutungen aus den ausgeschnittenen Venen der Inguinal- und Schlüsselbeingegend veranlassten, kam er auf den Gedanken, ob nicht die Fascien in Verbindung mit den Muskeln und Knochen Saugapparate bilden könnten, welche die Venencirculation in gleicher Weise beeinflussten, wie man dies bisher nur von dem Drucke der bei der Contraction anschwellenden Muskeln angenommen hatte. Durch eingehende diesbezügliche Untersuchungen constatirte auch Verf. Druck- und Saugapparate an den verschiedensten Stellen des menschlichen Körpers und in Uebereinstimmung damit eine so characteristische Anordnung der Venenstamme, dass es ihm später gelang, schon aus der Beschaffenheit und Lage der Venen mit ihren Klappen das Vorhandensein eines solchen Circulationsmechanismus zu erkennen.

In der Vorlage erörtert nun Verf. zunächst in klarer, anschaulicher Weise die Bedingungen, unter denen die Circulation in der Oberschenkelvene des Menschen den oben erwähnten anatomischen Verhältnissen zufolge, in Bezug auf welche Verf. das gesammte Venensystem des menschlichen Körpers eingehenden Versuchen unterworfen hat, stattfindet Die ganze Arbeit zerfällt in zwei Theile, den anatomischen und den klinischen Theil, von denen der erstere die qu anatomisch-physiologischen Eigenschaften der Oberschenkelvene, der letztere die Verwerthung derselben für die operative Chirurgie, Gynaecologie und sonstige pathologische Verhältnisse an der Vene selbst enthalt, und zwar unter sachgemässer Benutzung und Auswahl der einschlägigen klinischen Literatur. — Sechs musterhaft ausgeführte Tafeln in Farbendruck veranschaulichen die wichtigen, von Verf constatirten anatomischen Verhältnisse.

Diese kurzen Andeutungen werden genügen, die in wissenschaftlicher, wie ganz besonders praktischer Beziehung hervorragende Bedeutung der obigen Arbeit, auf deren Inhalt wir noch zurückkommen werden, zu documentiren.

**Med. Centralzeitung.**

**Die Venen der menschlichen Hand.** Bearbeitet von **Wilh. Braune** und **Armin Trübiger.** Imperial-Quart. $2^1/_2$ Bogen Text und 4 Tafeln in photogr. Lichtdruck. Cart. Preis 3 Thlr. 10 Sgr.

Zugleich:

## Das Venensystem des menschlichen Körpers.

### Zweite Lieferung.

Jede tüchtige Arbeit auf dem Gebiete der topographischen Anatomie muss von der Chirurgie willkommen geheissen werden, und eine tüchtige Arbeit haben uns Braune und Truebiger in einer Monographie über die Venen der menschlichen Hand geliefert. Man erkennt ohne Mühe aus den Darstellungen der Verf., dass in dem scheinbaren Chaos der Venen dieser Gegend doch eine gewisse Regelmässigkeit und zwar ganz anderer Art existirt, als wir sie nach den gewöhnlichen Schilderungen der Hand- und Lehrbücher der Anatomie anzunehmen gewohnt sind. Am bekanntesten ist uns bisher die Entwickelung der Venen auf der Dorsalfläche der Mittelhand und die Unabhängigkeit des Verlaufs dieser grossen Metacarpalvenen von dem Verlauf der grösseren Arterien gewesen.. B. und T. lehren uns nun, dass auch an der Dorsalfläche der Finger schon die Venennetze sich von dem Verlauf der Dorsalarterien emancipiren und dass auch an den Fingern die Entwickelung der Dorsalvenen über die Entwickelung der Volarvenen prädominirt Auch ergiessen sich die Volarvenen der Finger nicht, wie man etwa erwarten könnte, in die Begleitvenen der arteriellen Hohlhandbogen, sondern vermittelst der Zwischenknöchelvenen (Venae intercapitulares), welche den Zwischenraum zwischen den Capita metacarporum durchsetzen, in die grossen Dorsalvenen der Mittelhand. Die letzteren zeigen bei Neugeborenen eine sehr regelmässige Beschaffenheit ihres Verlaufs, indem sie entsprechend den vier Knocheninterstitien parallel und in ziemlich gleicher Stärke verlaufen. Schon im Kindesalter fangen die Metacarpalvenen an, sich mit dem Verlauf der Metacarpi zu kreuzen und sich verschieden zu entwickeln. Sehr ansprechend ist der Gedanke der Autoren, dass der Gebrauch der Hand und der Finger die Entwickeluug der Venen im Wesentlichen beherrscht. Wenn auch Ref. nicht auf die Details eingehen kann, so sei doch das Eine erwähnt, dass sich aus der Einwirkung der Fascia palmaris die Nothwendigkeit einer mangelhaften Ausbildung der Venen des oberflächlichen Handwurzelbogens ergiebt Die Herren Verf haben auf verschiedenen Wegen eine Druckwirkung, welche die Fascia palmaris auf die Venen des oberflächlichen Hohlhandbogens ausübt, nachgewiesen; und dieser Druckwirkung steht eine Saugwirkung von Seiten der Fascie auf der Dorsalfläche der Mittelhand entgegen, welche bei dem Spreizen der Finger sich geltend macht und das Blut in die Zwischenknöchelvenen einsaugt, so dass die Dorsalvenen sich füllen

Diese Andeutungen mögen genügen, um zu zeigen, dass die Herren Verf nicht nur sehr sorgsam im Sinne der descriptiven Anatomie die Injectionspräparate hergestellt und beschrieben, sondern auch den physiologischen Verhältnissen der Circulation volle Rechnung getragen haben Die Zukunft wird lehren, ob nicht auch die chirurgische Praxis aus den Arbeitsresultaten der Herren Verfasser Nutzen ziehen kann

Die typographische und artistische Ausstattung des Werks werden auch hohen Ansprüchen genügen Die vier Tafeln, welche durch photographischen Lichtdruck hergestellt sind, dürfen als wohl gelungen bezeichnet werden

Greifswald, im November 1873 **C. Hueter.**

**Lehrbuch der praktischen Medicin.** Mit besonderer Rücksicht auf Pathologische Anatomie und Histologie von Dr. **C. F. Kunze,** prakt. Arzt in Halle a/S. Zweite mehrfach veränderte Auflage. 2 Bände. Gross Octav. 1428 Seiten. Preis geheftet 8 Thlr., gebunden in ganz Leinwand 8 Thlr. 20 Sgr.

Indem Vf. sein Lehrbuch Virchow gewidmet, hat er zugleich in Bezug auf die Bearbeitung desselben die leitenden Grundsätze präcisirt, und so finden wir denn auch die pathologische Anatomie und die Histologie der Krankheiten in eingehendster und gründlichster Weise gewürdigt, und zwar gestützt nicht allein auf Daten und Angaben Anderer, sondern auch auf eigene anatomische und mikroskopische Untersuchungen. Eine eigenthümliche und sehr empfehlenswerthe Seite dieses Lehrbuches ist die zwar spärliche, aber sorgsam ausgewählte Casuistik, welche in fast zu prolixer Weise von englischen und französischen Autoren, dagegen meist ganz und gar nicht von deutschen Autoren berücksichtigt wird. Nicht allein aber haben wir die Präcision und Genauigkeit anzuerkennen, mit welcher die Anatomie, Aetiologie und Symptomatik einer jeden Krankheit dargestellt werden, sondern ganz besonders heben wir auch die concise und praktische Weise hervor, mit welcher die Behandlung bei Vermeidung des Wustes verwirrender Heilmethoden kurz, bündig und belehrend gegeben wird; die Maasse und Gewichte sind durchweg nach dem neuen Decimalsysteme angeführt. Einzelheiten lassen sich schwer aus einem Lehrbuche der praktischen Medicin wiedergeben, aber aus dem Inhaltsverzeichnisse wird man schon erkennen, dass keine irgendwie wichtige und beachtenswerthe Krankheit, selbst in ihrer Erkennung der neuesten Zeit angehörend, unberücksichtigt geblieben ist. Der Vf. hat ein praktisches Buch für praktische Aerzte gegeben **Schmidt's Jahrb.**

Der Verfasser hat sich die Aufgabe gestellt, vom Standpunkte des Praktikers aus für praktische Aerzte zu schreiben Dies ist ihm vollkommen gelungen Vor allen Dingen hat er verstanden, die rechte Mitte einzuhalten, ohne in die trockene Oede des Compendiumtones zu verfallen; seine Darstellung ist eine klare, die Krankheitsbilder sind gedrängt, doch umfassend und scharf pointirt; tüchtige eigene Erfahrung neben genauer Kenntniss der Literatur prägt sich in jedem Capitel aus Auf die pathologische Histologie ist vom Verf. besondere Rücksicht genommen und durch die sorgfältige Bearbeitung derselben erhält die Arbeit einen besonderen Vorzug Am therapeutischen Theile erkennt man den gewiegten Praktiker und wissenschaftlich tüchtigen Arzt Die Beifügung einzelner wichtiger Krankheitsgeschichten kann man nur billigen. Wir dürfen in dem Werke eine wesentliche Bereicherung unserer Literatur begrüssen, ein Lehrbuch, welches sich den besten würdig anreiht. Die Ausstattung ist eine lobenswerthe.

**Liter. Centralbl.**

Ein gutes Lehrbuch für specielle Pathologie und Therapie, das wenigstens in den Hauptbedingungen vollständig, wenn auch nicht erschöpfend sei, und das, dem gegenwärtigen Stande der medicinischen Wissenschaften entsprechend, auf Grundlage der neuesten Entdeckungen auf dem Gebiete der Histologie und pathologischen Anatomie, sowie nach den modernen Anschauungen einer rationellen Therapie gearbeitet ist, ist ein wahres Bedürfniss für Studirende sowohl wie für praktische Aerzte Von dieser Anschauung ausgehend, dürfen wir gegenwärtiges Buch willkommen heissen, und seinem Verfasser das Bewusstsein lassen, ein nützliches Werk vollbracht zu haben, indem er sich entschloss, ein vollständiges Lehrbuch, das den oben angegebenen Bedingungen entspricht, auszuarbeiten. In der That enthält das Buch eine Fülle von nach eigenen Erfahrungen und Beobachtungen verwerthetem Materiale wie auch eine sehr zweckmässige Benützung der anerkannten Forschungen unserer medicin. Autoritäten auf jedem Gebiete der Medicin und dürfte dasselbe vollkommen geeignet sein, das einzige in der That ausgezeichnete Lehrbuch in diesem Genre, das bekannte Handbuch von F. Niemeyer bei denjenigen, die wegen des hohen Preises dieses letzteren sich dasselbe anzuschaffen nicht in der Lage sind, zu ersetzen. Die Ausstattung des Werkes ist eine lobenswerthe.

**Allg. W. Med. Ztg.**

. . . Das Buch ist ein in hohem Grade empfehlenswerthes, und der Verfasser, welchen wir als praktischen Arzt um so freudiger zu seinem wohlgelungenen Werk beglückwünschen, möge in der Anerkennung von Seiten der Berufsgenossen, so wie in der zahlreichen Verbreitung seiner Werke den verdienten Lohn finden. Das mit einem doppelten Register versehene Buch ist überdies tadellos ausgestattet.

**Oestr. Zeitschrift f. pr. Hlkde.**

**Die Points douloureux Valleix's** und ihre Ursachen von Dr. **C. Lender,** praktischer Arzt in Berlin. Gr. 8. 5 Bogen. Preis 15 Sgr.

**Galen's Lehre vom gesunden und kranken Nervensysteme.** Von Dr. **Friedrich Falk,** prakt. Arzt und Privat-Docent zu Berlin. gr. 8. Geh. $3^1/_2$ Bogen. Preis 12 Sgr.

Während die Literatur über Hippokrates und seine Schriften im Verlaufe der Jahrhunderte einen beträchtlichen Umfang erlangt hat, ist Galen, so sehr auch seine Autorität bis in die Neuzeit anerkannt wurde, doch nicht der Gegenstand vieler Specialstudien gewesen. Der Verfasser hat sich bemüht, die durch die ganze Hinterlassenschaft zerstreuten Aufzeichnungen über Anatomie, Physiologie und Pathologie des Nervensystems, welche ein bevorzugtes Gebiet Galen'scher Forschungen gebildet haben, zu sammeln und zu sichten. Er weist nach, dass die vornehmlich durch emsige Vivisektionen gewonnenen Kenntnisse Galen's von dem Bau und den Funktionen des gesunden Nervensystems vorzüglich zu nennen sind, dass z B in der gröbern Anatomie des Gehirns Theile desselben beschrieben werden, deren Auffindung und Unterscheidung man gemeinhin viel späteren Autoren zuzuschreiben geneigt ist Um das hohe Verdienst Galen's, den Rang, welchen seine Lehren in der Heilkunde der Alten einnehmen, zu veranschaulichen, schien es nothwendig, auch die bezüglichen Arbeiten der übrigen Aerzte jener Epoche zu beleuchten. Zum Schlusse aber ist eine Darstellung der Entwickelung der Neurologie bis auf die neuere Zeit beigefügt. Besonders berücksichtigt sind Saliceto, Richardus Anglicus, Alex. Benedictus u A, hervorgehoben vor Allem die Reformatoren der Zergliederungskunde: Vesal, Fallopia und der die Abhandlung schliessende Th. Willis. **Schmidt's Jahrb.**

**Die sanitäts-polizeiliche Ueberwachung** höherer und niederer Schulen und ihre Aufgaben von Dr. **Friedrich Falk**, praktischer Arzt und Privat-Docent zu Berlin. Zweite vermehrte Ausgabe. Gr. 8. 12 Bgn. Preis 24 Sgr.

Die zahlreich erschienenen, überaus günstigen Recensionen empfehlen vorstehende verdienstvolle Arbeit allen Aerzten, Lehrern, Schuldirektoren, Schulvorstehern und Schulinspektoren etc. etc dringend zur Berücksichtigung

**Handbuch der praktischen Arzneimittellehre für Thierärzte.** Von Dr. **Carl Heinrich Hertwig,** Königl. Medicinalrath und Professor an der Thierarzneischule zu Berlin. Fünfte vermehrte und verbesserte Auflage. 38 Bogen. gr. 8. Eleg. geheftet. Preis 4 Thlr.

Die neue Auflage dieses als vortrefflich anerkannten Werkes ist dadurch vervollständigt und verbessert worden, dass zu der pharmaco-dynamischen Darstellung der einzelnen Arzneimittel eine kurze pharmacologische Notiz beigegeben; ferner dass die in der neuern Zeit auch als Thierheilmittel sich wirksam erwiesenen Arzneisubstanzen, wie z B. die Carbolsäure, das Chloral u. s. w. aufgenommen; dann dass die Wirkungen der subcutanen Injectionen, soweit dieselben von einzelnen Mitteln bekannt und von thierärztlich praktischer Bedeutung erschienen, mehr als bisher berücksichtigt und endlich die Arzneigaben aus dem früher geltenden Unzengewichte in das nunmehr gesetzlich als Medicinalgewicht eingeführte Grammengewicht umgewandelt worden sind. Der Herr Verfasser hat somit den Fortschritten in der Wissenschaft wie den Bedürfnissen der praktischen Thierheilkunde gleichmässig Rechnung getragen und dadurch diesem auch von der Verlagsbuchhandlung bestens ausgestatteten Handbuche eine willkommene Aufnahme gesichert.

**Wochenschrift für Thierheilkunde.**

**Grundriss der Akiurgie** von Dr. **Fr. Ravoth**, prakt. Arzt, Operateur und Docent an der Universität Berlin. Zweite vermehrte Auflage. Zugleich fünfte Auflage von **Schlemm**, Operationsübungen am Cadaver. 27 Bog. gr. 8. Elegante Ausstattung. Geheftet Preis 2 Thlr. 10 Sgr. Gebunden 2 Thr. 20 Sgr.

Als Anhang hierzu erschien:

**Darstellung der wichtigsten chirurgischen Instrumente.** Sechszehn Tafeln Abbildungen mit erklärendem Texte von Dr. **Fr. Ravoth**, prakt. Arzt, Operateur und Docent an der Universität Berlin. Preis cart. 1 Thlr. 6 Sgr.

**Ueber die Grenzen des Naturerkennens.** Ein Vortrag in der zweiten öffentlichen Sitzung der 45. Versammlung deutscher Naturforscher und Aerzte zu Leipzig am 14. August 1872 gehalten von **Emil Du Bois-Reymond.** gr. 8. Eleg. geh. Dritte Auflage. Preis 12 Sgr.

Die vorliegende Schrift gehört zweifellos zum Bedeutendsten, was während des abgelaufenen Jahres in Deutschland überhaupt zum Druck befördert worden Sie zieht die Summe des gegenwärtigen Standes naturwissenschaftlicher Erkenntniss dem Welträthsel gegenüber und bezeichnet die Grenzen, an welche diese Wissenschaft für alle Zeit gebannt sein wird; den Begriff des **A t o m s**, mit dem philosophisch nichts anzufangen sei, obgleich die Naturforschung denselben nicht entbehren könne, und die **T h a t s a c h e** des Selbstbewusstseins, welche der naturwissenschaftlichen Erklärung unzugänglich sei und an welche Retorte, Microskop und Scalpel sich ohnmächtig erwiesen hatten. Diese Eingeständnisse von Seiten eines ächten Mannes der Wissenschaft, eines Forschers im strengsten Sinne des Worts, verdienen um so grössere Beachtung, als die Dilettanten der Naturwissenschaft nicht müde werden, das grosse Publikum mit der wohlklingenden Versicherung zu überschütten, dass der Materialismus mit den Problemen längst fertig geworden sei, welche die Menschheit seit Jahrtausenden beschäftigt haben, und dass „in's Innere der Natur" heutzutage jeder forschende Geist dringen könne

**Schles. Zeitung.**

## Die Aufgabe der Gesundheitspflege in Bezug auf die atmosphärische Luft. Von Dr. Eduard Lorent in Bremen. 45 S. gr. 8. Geh. Preis 12 Sgr.

Die vorliegende Broschure giebt einen populären Vortrag wieder, den Verf im Gewerbe- und Industrieverein zu Bremen im Februar 1873 gehalten hat Von den constanten Bestandtheilen der atmosphärischen Luft ausgehend bespricht er ihren Wechselverkehr mit der durch Fäulniss- und Zersetzungsprocesse im Boden (z. B von animalischen Resten und Kloakenstoffen) verunreinigten Grundluft, gedenkt dann der analogen Zersetzungen und Emanationen an der Erdoberfläche, z. B. in Sumpfgegenden, und schliesst daran die Verunreinigungen der Luft durch die beim Betriebe gewisser Gewebe sich entwickelnden Gase und Staubelemente Als eine zweite Reihe von fremdartigen Beimengungen der Luft kennzeichnete er dann die durch Aufenthalt von Menschen und Thieren in geschlossenen Räumen sich anhäufenden Producte der Lungen- und Hautathmung, die zugleich Träger von Krankheitskeimen sein können, die Producte der Verbrennung von Heiz- und insbesondere Leuchtmaterialien, die Verunreinigung der Zimmerluft durch ausströmendes Leuchtgas, und gelangt hierauf zur Verwerthung der Erfahrungen über fehlerhafte Luftbeschaffenheit für die Praxis Es ist vorzugsweise das Wohnhaus, das er dabei ins Auge fasst und wofür er, im Anschlusse an Pettenkofer, Luftdurchlässigkeit und Trockenheit der Mauern, Reinlichkeit der Bewohner bei sich und in der Umgebung, sorgliche Behandlung der Abfallstoffe, verständige Benützung der Wohnungen verlangt Von den Localitäten, welche Verf in dieser Beziehung einer Kritik unterwirft, sind zu nennen: das Wohnzimmer, das Arbeits- und das Schlafzimmer, die Kinderstube, die Küche und die Stallung. Den Beschluss macht die Erörterung der Luftbeschaffenheit (und der daraus resultirenden Forderung künstlicher Ventilation) grösserer Versammlungslocale, insbesondere der Schulzimmer, wobei Verf auf Bremer Localverhältnisse Rücksicht nimmt. Die sachkundige kleine Schrift ist recht verständlich und überzeugend geschrieben und verdient in weiteren Kreisen verbreitet zu werden

**Prager Vierteljahrschrift f. prakt. Heilkunde.**

**Ueber die Lage und Stellung der Frau während der Geburt** bei verschiedenen Völkern. Eine anthropologische Studie von Dr. **H. H. Ploss** in Leipzig. Mit 6 Holzschnitten. 3 Bogen. gr. 8. Eleg. geh. Preis 15 Sgr.

Seinem Lehrer, Herrn Geheimrath Prof Justus Radius, widmet Verf zum 50jährigen Doktor-Jubiläum diese Schrift, deren Inhalt auf den gründlichsten und umfassendsten Quellenstudien beruhend, über die Lage und Stellung der Frau während der Geburt bei den verschiedenen Völkern möglichst klaren Aufschluss giebt, eine Frage, deren Lösung nicht nur für den Geburtshelfer von Fach, sondern für jeden Arzt nach vielen Richtungen hin das grösste Interesse bietet. Die Lecture der recht anziehend und lehrreich geschriebenen Brochure allen Fachgenossen auf's Angelegentlichste empfehlend, heben wir hier nur das folgende Resumé derselben hervor: . . . .

Die in der Schrift enthaltenen Holzschnitte illustriren in recht anschaulicher Weise „das Geburtslager der Siamesin", die „Geburt des Kaiser Titus", eine „Geburtsscene in Rom", die „altägyptische Töpfer-Scheibe", einen „Geburtsstuhl Rösslin", die „gebärende Aegypterin", die „Geburtsstellungen der Perserinnen".

**Med. Centralzeitung.**

**Die Skoliose.** Anleitung zur Beurtheilung und Behandlung der Rückgratsverkrümmungen für praktische Aerzte von Dr. med. **C. H. Schildbach,** Director der orthopäd. und heilgymn. Anstalt zu Leipzig. Mit 8 Holzschnitten. gr. 8. Eleg. geh. Preis 1 Thlr.

Der Verfasser des vorliegenden Werkes erfreut sich bereits seit längerer Zeit eines geachteten Namens in der Literatur der Orthopädie, indem er in einer Reihe kleinerer Arbeiten werthvolle Studien über die Skoliose veröffentlicht hat. — Der Zweck, welchen er in der bezeichneten Schrift verfolgt, ehrt ihn ebensosehr als wissenschaftlicher Forscher, wie er uns Achtung abnöthigt vor der Art und Weise, wie er seine Berufsstellung auffasst.

Das Werk löst vollkommen die vorgesetzte Aufgabe; es giebt den Aerzten die Möglichkeit an die Hand, beginnende Formfehler der Wirbelsäule rechtzeitig zu erkennen, damit keine Zeit für die Einleitung einer zweckdienlichen und wirksamen Behandlung verloren werde, und eine, wenn auch nicht vollständig genügende, häusliche orthopädische Behandlung in den Thätigkeitskreis der Aerzte einzuführen.

**Liter. Centralbl.**

**Praktische Beiträge zur Ohrenheilkunde** von Dr. **R. Hagen,** Docent der Ohrenheilkunde an der Universität, praktischer Arzt und Ohrenarzt in Leipzig.

I Electro-otiatrische Studien gr 8 8 Sgr
II Der seröse Ausfluss aus dem äusseren Ohre nach Kopfverletzungen gr 8 8 Sgr
III Die circumscripte Entzündung des äusseren Gehörganges. Mit 3 Holzschnitten. gr. 8. 8 Sgr.
IV Ueber Ohrpolypen, von Dr G. H Klotz gr 8 8 Sgr
V Die Carbolsäure und ihre Anwendung in der Ohrenheilkunde. gr. 8 8 Sgr
VI Casuistische Belege für die Brenner'sche Methode der galvanischen Acusticusreizung Mit 5 Holzschn gr 8 20 Sgr.

***

LEIPZIG,

DRUCK VON GIESECKE & DEVRIENT.

MIX
Papier | Fördert gute Waldnutzung
FSC® C083411

Zeitfracht Medien GmbH
Ferdinand-Jühlke-Straße 7
99095 Erfurt, Deutschland
produktsicherheit@kolibri360.de